Cocina a Fuego Lento

Delicias que Conquistan el Tiempo

Elena Fernández

Resumen

7

8

pimienta macarrones

Este chile no necesita ningún otro acompañamiento, lo que lo convierte en una comida maravillosamente fácil por sí sola.

para 8 personas

450 g de carne molida magra

aceite, para lubricar

2 cebollas picadas

1 pimiento verde, picado

2 dientes de ajo machacados

1-2 cucharadas de chile en polvo o al gusto

2 cucharaditas de comino molido

2 cucharaditas de tomillo seco

2 cajas de 400g de tomates picados

400 g/14 oz de frijoles rojos, escurridos y enjuagados

175 g/6 oz de puré de tomate

175ml/6 fl oz de cerveza o agua

1 cucharada de azúcar moreno claro

1 cucharada de cacao en polvo

sal y pimienta negra recién molida, al gusto

200 g de pasta de codo cocida

50 g de queso cheddar rallado

2 cebolletas, cortadas en rodajas

120 ml/4 onzas líquidas de crema agria

Cocine la carne molida en una sartén grande ligeramente engrasada a fuego medio hasta que se dore, aproximadamente 10 minutos, partiéndola con un tenedor. Combine la carne y todos los demás ingredientes excepto la sal, la pimienta, los macarrones, el queso, las cebollas verdes y la crema agria en la olla de cocción lenta. Tapar y cocinar a fuego lento durante 6-8 horas. Enciende la olla de cocción lenta, agrega la pasta y 120 ml de agua y cocina por 15 minutos. Espolvorear con sal y pimienta. Espolvorea cada plato de chile con queso, cebolletas y crema agria.

Cerdo con Verduras y Pimientos

Las verduras de hojas verdes añaden nutrición y color a este delicioso chile.

para 8 personas

700 g de carne magra de cerdo picada

2 x 400 g/14 oz de frijoles pintos enlatados, escurridos y enjuagados

2 cajas de 400g de tomates picados

1 cebolla, picada

½ cucharadita de canela molida

½ cucharadita de comino molido

½-1 cucharadita de hojuelas de pimiento rojo molido

225 g de col rizada o espinacas, picadas en trozos grandes

sal y pimienta negra recién molida, al gusto

Cocine la carne de cerdo en una sartén grande ligeramente engrasada, partiéndola con un tenedor, hasta que se dore, aproximadamente 10 minutos. En la olla de cocción lenta, combine la carne de cerdo y los ingredientes restantes, excepto la col, la sal y la pimienta. Tape y cocine a fuego lento durante 6 a 8 horas, revolviendo la col rizada durante los últimos 20 minutos. Espolvorear con sal y pimienta.

Suroeste de Chile

Si no tienes chiles jalapeños, otro tipo de chile picante servirá.

para 8 personas

450 g de carne molida magra

aceite, para lubricar

2 cebollas picadas

1 pimiento verde, picado

2 dientes de ajo machacados

1 chile jalapeño, finamente picado

1-2 cucharadas de chile en polvo o al gusto

2 cucharaditas de comino molido

2 cucharaditas de tomillo seco

2 cajas de 400g de tomates picados

400 g/14 oz de frijoles negros o pintos enlatados, escurridos y
enjuagados

175 g/6 oz de puré de tomate

175ml/6 fl oz de cerveza o agua

1 cucharada de azúcar moreno claro

1 cucharada de cacao en polvo

sal y pimienta negra recién molida, al gusto

50 g de queso cheddar rallado

2 cebolletas, cortadas en rodajas

120 ml/4 onzas líquidas de crema agria

cilantro fresco picado para decorar

Cocine la carne molida en una sartén grande ligeramente engrasada a fuego medio hasta que se dore, aproximadamente 10 minutos, partiéndola con un tenedor. Combine la carne y todos los demás ingredientes excepto la sal, la pimienta, el queso, las cebolletas y la crema agria en la olla de cocción lenta. Tapar y cocinar a fuego lento durante 6-8 horas. Espolvorear con sal y pimienta. Espolvorea cada plato de chile con queso, cebolletas, crema agria y un poco de cilantro.

Filete De Pimiento

Este chile súper fácil contiene carne de cerdo magra y tierna y tomates frescos. Si prefiere una refrigeración menos picante, omita el chile en polvo y use solo pimientos rojos frescos.

para 4 personas

450 g de lomo de cerdo picado (1 cm)

400 mililitros de caldo

400 g/14 oz de frijoles enlatados, escurridos y enjuagados

450 g/1 libra de ciruelas maduras o tomates en rama, en rodajas

2 jalapeños u otros pimientos picantes, finamente picados

1 cucharada de chile (opcional)

1 cucharadita de semillas de comino tostadas

1 cucharadita de salsa inglesa

sal y pimienta negra recién molida, al gusto

Combine todos los ingredientes excepto la sal y la pimienta en la olla de cocción lenta. Tapar y cocinar a máxima potencia durante 4-6 horas. Espolvorear con sal y pimienta.

Pimiento Picante con Rajas

¡Algunos afirman que los pimientos raja mirchi son los más picantes del mundo!

para 8 personas

2 cebollas

700 g de carne magra picada

2 x 400 g/14 oz de frijoles pintos enlatados, escurridos y enjuagados

2 cajas de 400g de tomates picados

½ cucharadita de comino molido

1-2 cucharadas de chile

½-1 cucharadita de hojuelas de pimiento rojo molido

2 chiles poblanos, en rodajas finas

1-2 cucharadas de aceite de oliva

sal y pimienta negra recién molida, al gusto

Picar finamente una cebolla. Cocine la carne en una sartén grande ligeramente engrasada, separándola con un tenedor, hasta que se dore, aproximadamente 10 minutos. En la olla de cocción lenta, combine el aceite, la sal, la pimienta, el pimentón y el resto de los ingredientes excepto la cebolla restante. Tapar y cocinar a fuego lento durante 6-8 horas. Corta la cebolla restante en rodajas finas. Cocine los chiles en aceite de oliva en una sartén a fuego medio hasta que se ablanden y las cebollas caramelizadas, de 15 a 20 minutos. Sazone la mezcla de carne con sal y pimienta y la mezcla de pimentón con sal. Cubra la mezcla de carne con la mezcla de pimientos.

Chile habanero

Sustituye los chiles jalapeños si prefieres un sabor más suave.

para 4 personas

100 g de salchicha de cerdo, sin cáscara

aceite, para lubricar

400 g/14 oz de tomates picados enlatados

400 g/14 oz de judías verdes

1 cebolla grande, picada

1 pimiento verde mediano, picado

¼–½ habanero u otro pimiento picante, picado

1 cucharada de chile

1 cucharadita de comino molido

sal al gusto

250 ml/8 onzas líquidas de crema agria

Cocine las salchichas en una sartén pequeña ligeramente engrasada hasta que estén doradas, aproximadamente 5 minutos, y desmenúcelas con un tenedor. En la olla de cocción lenta, combine la salchicha y otros ingredientes excepto la sal y la crema agria. Tapar y cocinar a fuego lento durante 4-5 horas. Sazonar con sal. Servir con crema agria.

Pimienta de Río Grande

La combinación de mucha cebolla y carne molida y cortada en cubitos le da a este chile mucho sabor y textura.

para 12 personas

450 g de carne molida magra

900 g de carne magra de cerdo en cubos (2 cm)

400 mililitros de caldo

2 latas de 400 g de judías rojas, escurridas y enjuagadas

2 cajas de 400g de tomates picados

350ml/12 fl oz de cerveza o jugo de tomate

100 g de pimiento verde enlatado, picado

8 cebollas picadas

6 dientes de ajo machacados

25 g/1 oz de chile en polvo (opcional)

1 cucharada de comino molido

2 cucharaditas de tomillo seco

sal y pimienta negra recién molida, al gusto

1½ toques de crema agria de cilantro y chile

Cocine la carne molida en una sartén grande ligeramente engrasada a fuego medio hasta que esté dorada y córtela con un tenedor. Combine la carne y todos los demás ingredientes excepto la sal, la pimienta y la crema agria de cilantro y chile en una olla de cocción lenta de 5,5 cuartos. Tapar y cocinar a fuego lento durante 6-8 horas. Espolvorear con sal y pimienta. Sirva con crema agria de chile y cilantro.

Chile de Texas

La salchicha picante, el pimiento picante y muchas especias hacen que este pimiento sea aún mejor.

para 8 personas

350 g de salchicha de cerdo picante, sin cáscara

700 g de ternera magra picada en trozos grandes

400 g/14 oz de tomates picados enlatados

400 mililitros de caldo

400 g de salsa de tomate de un frasco

400 g/14 oz de frijoles rojos, escurridos y enjuagados

400 g de garbanzos escurridos y enjuagados

pimiento verde picado de un frasco con 100g/4oz de líquido

1 cebolla grande, picada

1 jalapeño o pimiento rojo mediano, picado

2 cucharadas de pimiento picante en polvo

½ cucharadita de comino molido

½ cucharadita de cilantro

1 cucharada de salsa inglesa baja en sodio

sal y pimiento picante, al gusto

salsa tabasco, al gusto

Cocine la salchicha y la carne molida en una sartén grande ligeramente engrasada a fuego medio, rompiéndola con un tenedor, hasta que se dore, aproximadamente 10 minutos. Combine la carne y todos los demás ingredientes excepto la sal, la pimienta de cayena y la salsa Tabasco en una olla de cocción lenta de 5,5 cuartos. Tapar y cocinar a fuego lento durante 6-8 horas. Sazone con sal, pimiento picante y salsa Tabasco.

pimienta italiana

Los chiles son una excelente adición a la carne de cerdo y de res.

para 8 personas

350 g de salchicha de cerdo picante, sin cáscara

600 g/1 libra 6 oz de carne molida magra

100g/4oz de pimiento en rodajas

400 g/14 oz de tomates picados enlatados

400 mililitros de caldo

400 g de salsa de tomate de un frasco

400 g/14 oz de frijoles rojos, escurridos y enjuagados

400 g de garbanzos escurridos y enjuagados

1 cebolla grande, picada

2 cucharadas de pimiento picante en polvo

1-1½ cucharaditas de condimento de hierbas italianas secas

1 cucharada de salsa inglesa

sal al gusto

pimiento picante al gusto

salsa tabasco, al gusto

Cocine la salchicha y la carne molida en una sartén grande ligeramente engrasada a fuego medio, rompiéndola con un tenedor, hasta que se dore, aproximadamente 10 minutos. Combine la carne y todos los demás ingredientes excepto la sal, la pimienta de cayena y la salsa Tabasco en una olla de cocción lenta de 5,5 cuartos. Tapar y cocinar a fuego lento durante 6-8 horas. Sazone con sal, pimiento picante y salsa Tabasco.

pollo a la pimienta de mezquite

¡Este delicioso platillo Tex-Mex atraerá a los más aventureros!

para 4 personas

350 g de pechuga de pollo sin piel y cortada en cubitos

2 cajas de 400g de tomates picados

400 g/14 oz de frijoles rojos, escurridos y enjuagados

225 g de tomates, picados en trozos grandes

2 cebollas pequeñas, picadas

1 chile poblano, picado

2 cucharadas de chile

2 cucharaditas de ajo picado

1 cucharadita de saborizante de humo de mezquite

sal y pimienta negra recién molida, al gusto

Combine todos los ingredientes excepto la sal y la pimienta en la olla de cocción lenta. Tapar y cocinar a fuego lento durante 6-8 horas. Espolvorear con sal y pimienta.

Carne de res con chile poblano

La carne molida, el pimentón dulce y una mezcla de condimentos hacen de este un favorito de primer nivel.

para 4 personas

450 g de carne molida magra

400 g/14 oz de tomates picados enlatados

400 g de judías cannellini, escurridas y enjuagadas

1 cebolla grande, picada

1 chile poblano pequeño u otro pimiento dulce, picado

1 tallo de apio, picado

Paquete de 39 g de mezcla de especias y chile

Rebanadas de tortilla (ver a la derecha)

Combine todos los ingredientes excepto las rebanadas de tortilla en la olla de cocción lenta. Tapar y cocinar a fuego lento durante 6-8 horas. Servir con rebanadas de tortilla.

Tortilla De Chile Fácil

Los chips de tortilla añaden textura y textura aquí.

para 8 personas

225 g de carne molida magra

aceite, para lubricar

900 ml/1½ pinta de caldo de res

450 g/1 lb de salsa instantánea ligera a mediana

400 g/14 oz de frijoles enlatados, escurridos y enjuagados

4 cebollas picadas

175 g de maíz dulce, descongelado si está congelado

1 cucharadita de chile

100 g de chips de tortilla, triturados

sal y pimienta negra recién molida

50 g de queso cheddar rallado

Cocine la carne en una sartén grande ligeramente engrasada a fuego medio hasta que se dore, aproximadamente 5 minutos, partiéndola con un tenedor. Combine la carne, el caldo, la salsa, los frijoles, la cebolla, el maíz dulce y el chile en polvo en una olla de cocción lenta de 5,5 cuartos/9½ pinta. Tapar y cocinar a fuego lento durante 6-8 horas. Combine los chips de tortilla. Espolvorear con sal y pimienta. Espolvorea con queso.

rebanadas de tortilla

Delicioso para acompañar platillos mexicanos.

Apto para 4 personas como acompañamiento.

2 tortillas de harina de 15 cm/6 pulgadas

25 g/1 oz de queso pepper jack, rallado

25 g de queso cheddar rallado

3 cebolletas en rodajas

25 g de salsa dulce o picante

crema agria, para decorar

Coloca el pan en una bandeja para hornear. Espolvorea con quesos combinados y cebolletas. 230ºC/gas 8/horno ventilado Hornear a 210ºC durante 5-7 minutos hasta que las tortillas estén doradas por los bordes y el queso se derrita. Corta cada tortilla en seis pedazos. Cubra cada uno con 1 cucharadita de salsa y una cucharada pequeña de crema agria.

Chile de dos etapas de Texas

El cerdo y el pavo se unen en este sencillo y delicioso platillo. El cilantro fresco añade un toque picante encantador.

para 4 personas

225 g de carne magra de cerdo picada

225 g de pechuga de pavo picada

8 cebolletas, cortadas en rodajas

aceite, para lubricar

400 g de frijoles chili, agua sin extraer

450 g de tomates, picados

1 jalapeño pequeño u otro pimiento medio picante, sin semillas y picado

sal al gusto

cilantro fresco finamente picado para decorar

Cocine la carne de cerdo, el pavo y las cebolletas en una sartén grande ligeramente engrasada a fuego medio hasta que la carne se dore, aproximadamente 8 minutos, y desmenúcela con un tenedor. En la olla de cocción lenta, combine la mezcla de carne y los ingredientes restantes excepto la sal. Tapar y cocinar a fuego lento durante 5-6 horas. Sazone al gusto. Espolvoree cilantro fresco en cada plato de sopa.

taco picante

El maíz molido se puede encontrar en mercados étnicos o en proveedores especializados, o se puede sustituir por una lata de frijoles cannellini.

para 8 personas

900 g de carne molida magra

aceite, para lubricar

400 g/14 oz de frijoles enlatados, escurridos y enjuagados

400 g/14 oz de maíz molido, escurrido y enjuagado

400 g/14 oz de tomates enlatados cortados en cubitos, escurridos

275 g/10 oz de tomates pelados enlatados, pimiento picante, con jugo

225 g de maíz enlatado, escurrido

1 cebolla grande, picada

2 tallos de apio, picados

Paquete de 35 g de condimento para tacos

1 diente de ajo, machacado

½ cucharadita de tomillo seco

aderezos: crema agria, queso cheddar rallado, chips para tacos

Cocine la carne molida en una sartén grande ligeramente engrasada hasta que se dore, aproximadamente 10 minutos, y desmenúcela con un tenedor. Combine la carne y otros ingredientes en la olla de cocción lenta. Tapar y cocinar a fuego lento durante 6-8 horas. Servir con guarniciones.

chips de tortilla al horno

Haz tus propios chips de tortilla, así de fácil.

Apto para 6 personas como acompañamiento.

Pan de maíz de 6 x 15 cm/6 pulgadas
vegetales en aerosol para cocinar vegetales
una pizca de comino
una pizca de pimienta molida
una pizca de tomillo seco
una pizca de pimiento rojo
sal y pimiento picante, al gusto

Corta cada tortilla en ocho rebanadas. Organizar en una sola capa sobre una bandeja para hornear. Rocíe el pan con aceite en aerosol. Espolvorea ligeramente con la combinación de hierbas, pimentón, sal y pimentón. Hornear en horno ventilador 180ºC/4 gas a 160ºC durante 5-7 minutos hasta que se dore ligeramente.

crema de pimienta

¡Un chile ligeramente diferente hecho con sopa enlatada!

Servicio 6

450 g de filete de pechuga de pollo sin piel y en cubos (2 cm)

275 g/10 oz de crema instantánea de pollo

120 ml de salsa de tomate lista

1 cebolla, picada

3 cebolletas, picadas

½ pimiento rojo, picado

1 jalapeño pequeño u otro pimiento medio picante, sin semillas y finamente picado

2 dientes de ajo machacados

100 g/4 oz de pimiento verde picado, de un frasco, escurrido

1 cucharada de chile

½ cucharadita de comino molido

250ml/8 fl oz de leche semidesnatada

sal y pimienta negra recién molida, al gusto

50 g de queso Monterey Jack o Cheddar rallado

Chips de tortilla al horno (ver izquierda)

En la olla de cocción lenta, combine todos los ingredientes excepto la leche, la sal, la pimienta, el queso y los totopos cocidos. Tapar y cocinar a fuego lento durante 6-8 horas, añadiendo la leche durante los últimos 20 minutos. Espolvorear con sal y pimienta.

Espolvorea cada plato de chile con queso. Sirva con totopos horneados.

mole de pimienta

Este chile tiene los sabores intrigantes de un mole tradicional mexicano. Utilice pollo, cerdo o ternera, o una combinación de las tres carnes.

Servicio 6

450 g de carne magra de cerdo en cubitos

250 ml/8 onzas líquidas de caldo de pollo

400 g/14 oz de tomates picados enlatados

400 g de frijoles negros enlatados, escurridos y enjuagados

salsa de mole

sal y pimienta negra recién molida, al gusto

Guacamole (ver más abajo)

cilantro fresco finamente picado para decorar

Combine todos los ingredientes excepto la sal, la pimienta y el guacamole en la olla de cocción lenta. Tapar y cocinar a fuego lento durante 6-8 horas. Espolvorear con sal y pimienta. Cubra cada plato de chile con guacamole. Espolvorea generosamente con cilantro fresco.

guacamole

Tradicional con platos de pimiento.

Apto para 6 personas como acompañamiento.

1 aguacate maduro, triturado en trozos grandes
½ cebolla pequeña, finamente picada
½ jalapeño u otro pimiento picante, sin semillas y finamente picado
1 cucharada de cilantro fresco finamente picado
salsa tabasco, al gusto
sal al gusto

Mezcla el aguacate, la cebolla, el pimiento rojo y el cilantro. Sazone con salsa Tabasco y sal.

pimiento verde

Estos "chiles verdes" están hechos de tomatillos, también llamados tomates verdes mexicanos. Están disponibles enlatados en mercados étnicos y proveedores privados.

para 8 personas

450 g/1 libra de carne de cerdo magra deshuesada, cortada en cubos (1 cm/½ pulgada)
900ml/1½ pintas de caldo de pollo
2 latas de 400 g de judías cannellini, escurridas y enjuagadas
100-225 g de pimiento verde picado
250 ml/8 onzas líquidas de agua
900 g de tomates enlatados, cortados en cuartos
2 cebollas grandes, en rodajas finas
6-8 dientes de ajo picados
2 cucharaditas de comino molido
25 g de cilantro fresco picado
Crema agria de chile y cilantro (ver más abajo)

Combine todos los ingredientes excepto el cilantro y la crema agria de chile y cilantro en una olla de cocción lenta de 5,5 cuartos/9½ pinta. Tapar y cocinar a fuego lento durante 6-8 horas. Agrega el cilantro. Sirva con crema agria de pimienta y cilantro.

Crema agria de cilantro y pimiento picante

Perfecto con platos picantes.

Apto para 8 personas como acompañamiento.

120 ml/4 onzas líquidas de crema agria

1 cucharada de cilantro fresco picado

1 cucharadita de jalapeño encurtido picado u otro pimiento picante

de tamaño mediano

Combina todos los ingredientes.

chorizo mexicano

Esta no es una receta de cocción lenta, sino que es la base de muchos platos deliciosos como el que se muestra a continuación.

Servicio 6

½ cucharadita de semillas de cilantro, picadas

½ cucharadita de semillas de comino, trituradas

aceite, para lubricar

2 chiles anchos secos u otros chiles picantes

700 g de lomo de cerdo finamente picado o picado

4 dientes de ajo machacados

2 cucharadas de pimiento rojo

2 cucharadas de vinagre de manzana

2 cucharadas de agua

1 cucharadita de tomillo seco

½ cucharadita de sal

Cocine las semillas de cilantro y comino en una sartén pequeña ligeramente engrasada a fuego medio, revolviendo frecuentemente, hasta que estén doradas, de 2 a 3 minutos. Retirar de la sartén y reservar. Agrega los chiles anchos a la sartén. Cocine a fuego medio hasta que se ablanden, aproximadamente 1 minuto por lado, volteando los chiles con frecuencia para evitar que se quemen. Retire y deseche los tallos, las venas y las semillas. Picar finamente. Combine todos los ingredientes, mezcle bien.

Chorizo Mexicano Picante

El chorizo se puede usar en muchas recetas mexicanas o se puede formar albóndigas y hornearse como plato principal de la cena.

Servicio 6

Chorizo mexicano (ver arriba)

1 cebolla, picada

aceite, para lubricar

2 cajas de 400g de tomates picados

2 latas de 400 g/14 oz de frijoles pintos o negros, escurridos y enjuagados

Pimienta y sal al gusto

Cocine el chorizo mexicano y la cebolla en una sartén grande ligeramente engrasada a fuego medio, rompiendo con un tenedor, hasta que estén dorados, de 8 a 10 minutos. Combine los ingredientes restantes, excepto el chorizo, la sal y la pimienta en una olla de cocción lenta. Tapar y cocinar a fuego lento durante 4-6 horas. Espolvorear con sal y pimienta.

Queso Blanco Y Pimientos Con Salsa De Tomate Rojo

Esto se vuelve más cremoso con la adición de pimienta blanca, crema agria y queso Monterey Jack o Cheddar.

para 8 personas

700 g de pechuga de pollo sin piel y cortada en cubitos

2 latas de 400 g de judías cannellini, escurridas y enjuagadas

400ml caldo de pollo

100 g/4 oz de pimiento verde picado, de un frasco, escurrido

4 cebollas picadas

1 cucharada de ajo picado

1 cucharada de tomillo seco

1 cucharadita de comino molido

250 ml/8 onzas líquidas de crema agria

225 g de queso Monterey Jack o Cheddar rallado

sal y pimiento picante, al gusto

Salsa De Tomate Rojo

En la olla de cocción lenta, combine todos los ingredientes excepto la crema agria, el queso, la sal, la pimienta de cayena y la salsa de tomate rojo. Tapar y cocinar a fuego lento durante 6-8 horas. Agregue la crema agria y el queso, revuelva hasta que el queso se derrita. Sazone con sal y pimiento picante. Servir con salsa de tomate rojo.

Salsa De Tomate Rojo

Una salsa maravillosa que está deliciosa.

Apto para 8 personas como acompañamiento.

2 tomates grandes, picados

1 cebolla pequeña, finamente picada

1 pimiento verde, finamente picado

2 cucharadas de chile poblano u otro pimiento dulce finamente picado

1 diente de ajo, machacado

2 cucharadas de cilantro fresco finamente picado

sal al gusto

Mezclar todos los ingredientes, agregar sal al gusto.

chile ranchero

Un chile abundante con sabores del Lejano Oeste. ¡Definitivamente uno para hombres!

Servicio 6

450 g de carne molida magra

100 g de salchicha ahumada, en rodajas

aceite, para lubricar

600ml/1 litro de caldo

250ml/8 fl oz extra de cerveza o caldo

450 g de tomates picados, sin extraer el jugo

400 g/14 oz de frijoles con chile y salsa de chile

400 g/14 oz de frijoles enlatados, escurridos y enjuagados

1 cebolla, picada

1 pimiento verde, picado

1 chile jalapeño, finamente picado

3 dientes de ajo grandes, machacados

1 cucharada de comino molido

3 cucharadas de chile en polvo o al gusto

1 cucharadita de tomillo seco

sal y pimienta negra recién molida

crema agria, para decorar

Cocine la carne y la salchicha en una sartén engrasada a fuego medio, rompiéndolas con un tenedor, hasta que se doren, aproximadamente 8 minutos. Combine con otros ingredientes excepto sal y pimienta en la olla de cocción lenta. Tapar y cocinar a fuego lento durante 6-8 horas. Espolvorear con sal y pimienta. Cubra cada porción con una cucharada de crema agria.

Calabaza con pimiento amarillo y frijoles cannellini

Este chili vibrante relleno de verduras y carne de cerdo es una buena comida familiar. También puedes usar calabaza amarilla en lugar de calabacín.

Servicio 6

450 g de carne magra de cerdo picada

aceite, para lubricar

1 litro/1¾ litro de caldo de pollo

250 ml/8 fl oz de vino blanco seco o caldo de pollo

100 g/4 oz de frijoles cannellini secos

100 g/4 oz de garbanzos secos

2 cebollas picadas

1 pimiento amarillo, picado

100 g de puerro, en rodajas finas

175 g de calabaza amarilla de verano, cortada en cubitos, como un molde para pastel

175 g de patatas cocidas, peladas y picadas

2 dientes de ajo machacados

2 cucharaditas de jalapeño u otro pimiento medio picante finamente picado

2 cucharaditas de semillas de comino

1 cucharadita de tomillo seco

1 cucharadita de chile

½ cucharadita de cilantro molido

½ cucharadita de canela molida

1 hoja de laurel

sal y pimienta negra recién molida, al gusto

1 tomate pequeño, finamente picado

2 cebolletas, cortadas en rodajas finas

3 cucharadas de cilantro fresco finamente picado

Cocine la carne de cerdo en una sartén grande ligeramente engrasada, partiéndola con un tenedor, hasta que se dore, aproximadamente 8 minutos. Combine la carne de cerdo y todos los demás ingredientes excepto la sal, la pimienta, los tomates cortados en cubitos, las cebolletas y el cilantro fresco en una olla de cocción lenta de 5,5 cuartos. Tape y cocine a fuego lento durante 7 a 8 horas hasta que los frijoles estén tiernos. Espolvorear con sal y pimienta. Deseche la hoja de laurel. Espolvorea cada plato de chile con tomates, cebolletas y cilantro fresco.

pimienta mediterránea

*Esta variación de una receta estándar de chile incluye solo verduras
y legumbres saludables.*

Servicio 6

450 g de cordero o carne molida magra

aceite, para lubricar

1 litro/1¾ litro de caldo de pollo

250 ml/8 fl oz de vino blanco seco o caldo de pollo

100 g/4 oz de frijoles cannellini secos

100 g/4 oz de garbanzos secos

2 cebollas picadas

1 pimiento amarillo, picado

200 g de Kalamata u otras aceitunas negras, en rodajas

100 g de puerro, en rodajas finas

*175 g de calabaza amarilla de verano o calabaza amarilla cortada
en cubitos, como en un molde para tarta*

175 g de patatas cocidas, peladas y picadas

2 dientes de ajo machacados

2 cucharaditas de jalapeño u otro pimiento medio picante finamente

picado

2 cucharaditas de semillas de comino

1 cucharadita de tomillo seco

1 cucharadita de chile

½ cucharadita de cilantro molido

½ cucharadita de canela molida

1 hoja de laurel

sal y pimienta negra recién molida, al gusto

175 g/6 oz de cuscús

1 tomate pequeño, finamente picado

2 cebolletas, cortadas en rodajas finas

3 cucharadas de cilantro fresco finamente picado

6 cucharadas de queso feta desmenuzado

Cocine el cordero o la ternera en una sartén grande ligeramente engrasada, desmenuzándolo con un tenedor, hasta que esté dorado, aproximadamente 8 minutos. Combine la carne y todos los demás ingredientes excepto la sal, la pimienta, los tomates cortados en cubitos, las cebolletas, el cilantro fresco, el cuscús y el queso feta en una olla de cocción lenta de 5,5 cuartos. Tape y cocine a fuego lento durante 7 a 8 horas hasta que los frijoles estén tiernos. Espolvorear con sal y pimienta. Prepara el cuscús según las instrucciones del paquete. Retire la hoja de laurel de la mezcla de pimientos. Sirva el chile sobre el cuscús y espolvoree cada porción con tomates, cebolletas, cilantro fresco y queso feta.

Pimiento Picante Con Frijoles

Este sencillo chili de carne y pavo es excelente para llevar a casa al final de un día ajetreado.

para 8 personas

450 g de carne molida magra

450 g de pavo molido

aceite, para lubricar

2 cebollas grandes, picadas

3 dientes de ajo machacados

175 g/6 oz de puré de tomate

550 g de salsa de tomate con hierbas en tarro

2 x 400 g/14 oz de frijoles pintos enlatados, escurridos y enjuagados

2 cucharadas de chile en polvo o al gusto

1 cucharadita de tomillo seco

sal y pimienta negra recién molida, al gusto

Cocine la carne molida y el pavo en una sartén grande ligeramente engrasada a fuego medio hasta que la carne se dore, aproximadamente 10 minutos, y desmenúcela con un tenedor. En la olla de cocción lenta, combine la carne y otros ingredientes excepto la sal y la pimienta. Tapar y cocinar a fuego lento durante 6-8 horas. Espolvorear con sal y pimienta.

Frijoles pimienta blanca y negra

Elaborado con frijoles negros y frijoles cannellini, este chile tiene un sabor y color acentuados con tomates secados al sol.

para 4 personas

350 g/12 oz de carne molida magra

aceite, para lubricar

2 cajas de 400g de tomates picados

400 g de judías cannellini, escurridas y enjuagadas

400 g de frijoles negros o rojos, escurridos y enjuagados

2 cebollas picadas

½ pimiento verde, picado

15 g de tomates secados al sol (no en aceite), picados

1 jalapeño u otro pimiento picante, finamente picado

2 dientes de ajo machacados

2-3 cucharadas de chile en polvo o al gusto

1-1½ cucharaditas de comino molido

1-1½ cucharaditas de tomillo seco

1 hoja de laurel

sal y pimienta negra recién molida, al gusto

15 g de cilantro fresco, finamente picado

Cocine la carne en una sartén grande ligeramente engrasada a fuego medio hasta que se dore, de 8 a 10 minutos, rompiéndola con un tenedor. Combine la carne y todos los demás ingredientes excepto la sal, la pimienta y el cilantro fresco en la olla de cocción lenta. Tapar y cocinar a fuego lento durante 6-8 horas. Deseche la hoja de laurel. Espolvorear con sal y pimienta. Agrega cilantro fresco.

Chile con Frijoles y Cerveza

Este chile es muy fácil de preparar. La cerveza añade riqueza a la salsa, que queda aún mejor cuando se cocina durante mucho tiempo.

Servicio 6

450 g de carne molida magra

aceite, para lubricar

600ml/1 litro de caldo

250 ml/8 onzas líquidas de cerveza

450 g de tomates picados, sin extraer el jugo

400 g/14 oz de frijoles con chile y salsa de chile

400 g/14 oz de frijoles enlatados, escurridos y enjuagados

3 dientes de ajo grandes, machacados

1 cucharada de comino molido

3 cucharadas de chile en polvo o al gusto

1 cucharadita de tomillo seco

sal y pimienta negra recién molida, al gusto

Cocine la carne molida en una sartén grande ligeramente engrasada a fuego medio, partiéndola con un tenedor, hasta que se dore, aproximadamente 8 minutos. En la olla de cocción lenta, combine los ingredientes restantes excepto la carne molida y la sal y pimienta. Tapar y cocinar a fuego lento durante 6-8 horas. Espolvorear con sal y pimienta.

Frijoles picantes fusilli

Usa tus formas favoritas de frijoles y pasta en este chile versátil.

para 8 personas

450 g de carne molida magra

aceite, para lubricar

2 latas de 400 g/14 oz de tomates cortados en cubitos con ajo

400 g/14 oz de garbanzos enlatados, escurridos y enjuagados

400 g/14 oz de frijoles rojos, escurridos y enjuagados

4 cebollas picadas

100 g de champiñones cortados en rodajas

1 tallo de apio, rebanado

120ml/4 fl oz de vino blanco o agua

2 cucharadas de chile en polvo o al gusto

¾ cucharadita de tomillo seco

¾ cucharadita de tomillo seco

¾ cucharadita de comino molido

225 g de fusilli, cocidos

sal y pimienta negra recién molida, al gusto

3-4 cucharadas de aceitunas verdes o negras en rodajas

Cocine la carne en una sartén grande ligeramente engrasada a fuego medio hasta que se dore, de 8 a 10 minutos, rompiéndola con un tenedor. Combine la carne y los ingredientes restantes, excepto los fusilli, la sal, la pimienta y las aceitunas en una olla de cocción lenta de 5,5 cuartos. Tapar y cocinar a fuego lento durante 6-8 horas, añadiendo la pasta en los últimos 20 minutos. Espolvorear con sal y pimienta. Espolvoree aceitunas en cada plato de sopa.

Lentejas Amargas con Tocino y Cerveza

Lima, cerveza y tocino hacen que este chile sea diferente y delicioso.

para 4 personas

750 ml/1¼ pinta de caldo de res

250ml/8 fl oz de cerveza o caldo

75 g de lentejas secas, enjuagadas

75 g de frijoles negros secos, enjuagados

1 cebolla mediana, picada

3 dientes de ajo grandes, machacados

1 cucharada de jalapeño finamente picado u otro pimiento medio

picante

1 cucharada de chile

1 cucharadita de comino molido

1 cucharadita de romero seco, picado

225 g/8 oz de tomates enlatados cortados en cubitos

Zumo de 1 lima

sal y pimienta negra recién molida, al gusto

4 rebanadas de tocino, cocidas hasta que estén crujientes y

desmenuzables

En la olla de cocción lenta, combine todos los ingredientes excepto los tomates, el jugo de limón, la sal, la pimienta y el tocino. Tape y cocine a fuego alto hasta que los frijoles estén tiernos, de 5 a 6 horas, agregando los tomates en los últimos 30 minutos. Agrega el jugo de lima. Espolvorear con sal y pimienta. Espolvorea cada tazón de pimienta sobre el tocino.

Verduras y Lentejas Amargas

Las lentejas añaden una gran textura a este chile sin carne, nutritivo y saciante.

para 4 personas

1 litro/1¾ litro de caldo de verduras

250 ml/8 onzas líquidas de agua

400 g/14 oz de tomates picados enlatados

130 g de lentejas marrones secas

100 g de maíz dulce, descongelado si está congelado

2 cebollas picadas

1 pimiento rojo o verde, picado

1 zanahoria pequeña, en rodajas

½ tallo de apio, rebanado

1 diente de ajo, machacado

½-1 cucharada de chile

¾ cucharadita de comino molido

1 hoja de laurel

sal y pimienta negra recién molida, al gusto

Combine todos los ingredientes excepto la sal y la pimienta en la olla de cocción lenta. Tapar y cocinar a fuego lento durante 6-8 horas. Deseche la hoja de laurel. Espolvorear con sal y pimienta.

Chile vegetariano de frijoles blancos y negros

Los frijoles blancos y negros le dan a este chile vegetariano una textura y apariencia atractivas. Su cálido sabor proviene de las semillas de comino tostadas.

para 4 personas

450 ml/¾ litro de jugo de tomate

250 ml/8 fl oz de caldo de verduras

2 cucharadas de puré de tomate

400 g de frijoles negros enlatados, escurridos y enjuagados

400 g de cannellini o judías cannellini, escurridas y enjuagadas

1 cebolla, picada

1 pimiento dulce, sin semillas y finamente picado

1 cucharadita de pimiento rojo

1 cucharadita de semillas de comino tostadas

50 g de arroz salvaje, cocido

sal y pimienta negra recién molida, al gusto

Combine todos los ingredientes excepto el arroz salvaje, la sal y la pimienta en la olla de cocción lenta. Tapar y cocinar a fuego lento durante 6-8 horas, añadiendo el arroz salvaje durante los últimos 30 minutos. Espolvorear con sal y pimienta.

Chile con Frijoles y Maíz Dulce

¡Este chile fácil es realmente picante! Para una versión menos picante, reemplace los frijoles con chile con una lata de frijoles o frijoles rojos escurridos y enjuagados.

para 4 personas

400 g/14 oz de frijoles con chile enlatados

250 ml/8 fl oz de caldo de verduras

400 g/14 oz de tomates picados enlatados

1 pimiento verde, picado

100 g de maíz dulce, descongelado si está congelado

1 cebolla, picada

2 dientes de ajo machacados

1 a 3 cucharaditas de pimienta molida

sal y pimienta negra recién molida, al gusto

Combine todos los ingredientes excepto la sal y la pimienta en la olla de cocción lenta. Tapar y cocinar a fuego lento durante 6-8 horas. Espolvorear con sal y pimienta.

carne de pimiento picante

La variedad de ingredientes hace que servir este chile sea divertido; agregue también otros aderezos, como pimientos y tomates cortados en cubitos y tomillo o cilantro fresco picado.

6-8 personas

6 cajas de 400g de tomates picados

400 g/14 oz de frijoles rojos, escurridos y enjuagados

175 g/6 oz de puré de tomate

175ml/6 fl oz de cerveza o agua

350 g de carne picada de soja con sabor a quorn o ternera

2 cebollas picadas

1 pimiento verde, picado

2 dientes de ajo machacados

1 cucharada de azúcar moreno claro

1 cucharada de cacao en polvo

1-2 cucharadas de chile

1-2 cucharaditas de comino molido

1-2 cucharaditas de tomillo seco

¼ cucharadita de clavo molido

sal y pimienta negra recién molida, al gusto

aderezos: queso rallado, crema agria, cebolletas en rodajas finas

Combine todos los ingredientes excepto la sal y la pimienta en una olla de cocción lenta de 5,5 cuartos/9½ pinta. Tapar y cocinar a fuego lento durante 6-8 horas. Espolvorear con sal y pimienta. Sirva con aderezos.

tortilla caliente

Un delicioso plato de tomate espolvoreado con totopos.

6-8 personas

6 cajas de 400g de tomates picados

400 g/14 oz de frijoles negros o pintos enlatados, escurridos y

enjuagados

175 g/6 oz de puré de tomate

175ml/6 fl oz de cerveza o agua

350 g de carne picada de soja con sabor a quorn o ternera

2 cebollas picadas

1 jalapeño u otro pimiento picante, finamente picado

1 pimiento verde, picado

2 dientes de ajo machacados

1 cucharada de azúcar moreno claro

1 cucharada de cacao en polvo

1-2 cucharadas de chile

1-2 cucharaditas de comino molido

1-2 cucharaditas de tomillo seco

¼ cucharadita de clavo molido

sal y pimienta negra recién molida, al gusto

chips de tortilla picados y hojas de cilantro fresco picado para

decorar

Combine todos los ingredientes excepto la sal, la pimienta y las guarniciones en una olla de cocción lenta de 5,5 cuartos/9½ pinta.

Tapar y cocinar a fuego lento durante 6-8 horas. Espolvorear con sal y pimienta. Sirva con totopos y espolvoree con cilantro.

Chile Chipotle De Camote

Si eres fanático de la comida mexicana, quizás quieras agregar chiles chipotles (chiles jalapeños secos y ahumados) en salsa de adobo a tu despensa. Están disponibles en proveedores especializados. ¡Pruebe antes de agregar más porque pueden estar demasiado picantes!

para 4 personas

2 latas de 400 g/14 oz de frijoles negros, escurridos y enjuagados
400 g/14 oz de tomates picados enlatados
250 ml/8 fl oz de agua o caldo de verduras
500 g de batatas, peladas y picadas
2 cebollas picadas
1 pimiento verde, picado
1 cm/½ pieza de raíz de jengibre fresca, finamente rallada
1 diente de ajo, machacado
1 cucharadita de semillas de comino, picadas
½-1 chile chipotle pequeño, con adobo, picado
sal al gusto

Combine todos los ingredientes excepto los chiles chipotles y la sal en la olla de cocción lenta. Tapa y cocina a fuego lento de 6 a 8 horas, agregando los chiles chipotles durante los últimos 30 minutos. Sazonar con sal.

Pimiento sabio con tomates frescos Fresco

Los tomates frescos y la salvia seca le dan un sabor diferente a este pimiento. Elija tomates maduros de temporada para obtener el mejor sabor.

para 4 personas

2 latas de 400 g de guisantes de carita, escurridos y enjuagados

750 g de tomates cortados en rodajas

4 cebolletas, cortadas en rodajas

8 dientes de ajo, en rodajas finas

1 pimiento rojo picante grande, asado, sin semillas y finamente picado

½–2 cucharadas de pimienta molida

1 cucharadita de comino molido

1 cucharadita de cilantro molido

¾ cucharadita de salvia seca

sal y pimienta negra recién molida, al gusto

Combine todos los ingredientes excepto la sal y la pimienta en la olla de cocción lenta. Tapar y cocinar a fuego lento durante 8-9 horas. Espolvorear con sal y pimienta.

Frijoles Negros, Arroz y Maíz Caliente

Para probar la cocina mexicana, use frijoles negros en este chili vegetal rápido y fácil, pero los frijoles rojos también funcionarían.

para 4 personas

2 cajas de 400g de tomates picados

400 g de frijoles negros enlatados, escurridos y enjuagados

50 g de maíz dulce, descongelado si está congelado

3 cebollas picadas

1 pimiento rojo grande, picado

1 jalapeño u otro pimiento picante, finamente picado

3 dientes de ajo machacados

½-1 cucharada de chile

1 cucharadita de pimienta de Jamaica molida

25 g de arroz cocido

sal y pimienta negra recién molida, al gusto

En la olla de cocción lenta, combine todos los ingredientes excepto el arroz y la sal y la pimienta. Tapar y cocinar a fuego lento durante 8-9 horas, añadiendo el arroz en los últimos 15 minutos. Espolvorear con sal y pimienta.

salsa amarga

Es útil tener salsa preparada en la despensa para agregar sabor y textura a platos como este.

para 4 personas

400 g/14 oz de tomates picados enlatados

400 g/14 oz de frijoles rojos, escurridos y enjuagados

250 ml/8 onzas líquidas de agua

120 ml/4 fl oz de salsa instantánea mediana o picante

50 g de maíz dulce, descongelado si está congelado

½-1 cucharada de chile

½-1 cucharadita de jalapeño u otro pimiento picante, finamente picado

90 g/3½ oz de cebada perlada

sal y pimienta negra recién molida, al gusto

50 g de queso cheddar añejo rallado

Combine todos los ingredientes excepto la cebada, la sal, la pimienta y el queso en la olla de cocción lenta. Tape y cocine a fuego lento durante 6-8 horas, agregando cebada durante los últimos 40 minutos. Espolvorear con sal y pimienta. Espolvoree queso rallado en cada tazón.

pimienta caribeña

Este abundante chile de tres frijoles sin carne está acentuado con salsa de mango. Sirva con arroz integral si lo desea.

Servicio 6

2 cajas de 400g de tomates picados

400 g/14 oz de frijoles enlatados, escurridos y enjuagados

400 g de judías cannellini, escurridas y enjuagadas

400 g de frijoles negros enlatados, escurridos y enjuagados

2 pimientos rojos o verdes, picados

2 cebollas picadas

1 jalapeño u otro pimiento picante, finamente picado

2 cm/¾ de raíz de jengibre fresca picada y finamente rallada

2 cucharaditas de azúcar

3 dientes de ajo grandes, machacados

1 cucharada de comino molido

2 cucharadas de pimiento rojo

½–2 cucharadas de pimienta molida

¼ cucharadita de clavo molido

1 cucharada de jugo de limón

sal y pimienta negra recién molida, al gusto

Salsa de mango (ver más abajo)

Combine todos los ingredientes excepto la sal, la pimienta y la salsa de mango en una olla de cocción lenta de 5,5 cuartos/9½ pinta. Tapar y cocinar a fuego lento durante 6-8 horas. Espolvorear con sal y pimienta. Sirva con salsa de mango.

salsa de mango

Una deliciosa salsa picante que puedes acompañar con platos picantes.

Apto para 6 personas como acompañamiento.

1 mango, picado

1 plátano, picado

15 g de cilantro fresco picado

½ jalapeño pequeño u otro pimiento medianamente picante, finamente picado

1 cucharada de concentrado de piña o jugo de naranja

1 cucharadita de jugo de limón

Combina todos los ingredientes.

Carne frita con fideos

Corta este asado perfectamente cocido en rodajas y sírvelo con fettuccine.

para 8 personas

1 rosbif deshuesado, por ejemplo, grupa (aproximadamente 1,5 kg/3 lb)

sal y pimienta negra recién molida, al gusto

2 cebollas, rebanadas

120 ml/4 onzas líquidas de caldo de res

50 g/2 oz de petits pois congelados, descongelados

1 cucharada de maicena

2 cucharadas de agua

50 g de parmesano o lechuga romana recién rallado

450 g de fettuccine cocidos y calientes

Sazone la carne ligeramente con sal y pimienta. Colocar en olla de cocción lenta con la cebolla y el caldo. Inserte un termómetro para carnes con la punta en el centro del asado. Tape y cocine a fuego lento hasta que un termómetro para carne registre 68ºC a fuego medio, aproximadamente 4 horas. Transfiera a un plato y cubra sin apretar con papel de aluminio.

Agregue los guisantes a la olla de cocción lenta. Tape y cocine a temperatura alta durante 10 minutos. Agregue la harina de maíz y el agua combinadas, revolviendo durante 2 a 3 minutos. Agrega el queso. Espolvorear con sal y pimienta. Mezcle con fideos y sirva con carne.

Carne Asada Con Salsa De Rábano Picante

Si lo deseas, puedes utilizar queso romano en lugar de parmesano. Usa más o menos rábano picante a tu gusto.

para 8 personas

1 rosbif deshuesado, por ejemplo, grupa (aproximadamente 1,5 kg/3 lb)

sal y pimienta negra recién molida, al gusto

2 cebollas, rebanadas

120 ml/4 onzas líquidas de caldo de res

50 g/2 oz de petits pois congelados, descongelados

1 cucharada de maicena

2 cucharadas de agua

50 g de parmesano recién rallado

2 cucharadas de rábano picante preparado

una pizca generosa de pimienta de cayena

250 ml/8 onzas líquidas de crema batida

Sazone la carne ligeramente con sal y pimienta. Colocar en olla de cocción lenta con la cebolla y el caldo. Inserte un termómetro para carnes con la punta en el centro del asado. Tape y cocine a fuego lento hasta que un termómetro para carne registre 68ºC a fuego medio, aproximadamente 4 horas. Transfiera a un plato y cubra sin apretar con papel de aluminio.

Agregue los guisantes a la olla de cocción lenta. Tape y cocine a temperatura alta durante 10 minutos. Agregue la harina de maíz y el agua combinadas, revolviendo durante 2 a 3 minutos. Agrega el parmesano. Espolvorear con sal y pimienta. Mezcle rábano picante, pimiento picante y crema batida y sirva con ternera.

sauerbraten

Cuanto más marines la carne, más sabrosa quedará. Muchas recetas de sauerbraten no incluyen crema agria, así que omítala si lo prefiere.

8-10 personas

450ml/¾ litro de agua

250ml/8 fl oz de vino tinto seco

1 cebolla grande, en rodajas finas

2 cucharadas de especias para pepinillos

12 dientes enteros

12 granos de pimienta negra

2 hojas de laurel

1½ cucharaditas de sal

1 rosbif deshuesado, como lomo o filete de lomo (aproximadamente 3 libras/1,5 kg)

75 g de galletas de jengibre finamente picadas

150 ml/¼ pinta de crema agria

2 cucharadas de maicena

Calienta agua, vino, cebolla, especias y sal en una olla grande. Frío. Vierta la mezcla sobre la carne en la olla de cocción lenta. Refrigere la cazuela, tapada, durante al menos 1 día.

Coloque la cazuela en la olla de cocción lenta. Tapar y cocinar a fuego lento durante 6-8 horas. Coloque la carne en una fuente para servir y manténgala caliente. Agrega las galletas de jengibre al caldo. Agregue la crema agria y la maicena combinadas, revolviendo durante 2 a 3 minutos. Sirve la salsa sobre la carne cortada.

Freír en una olla

El asado con verduras es inmejorable para una comida fría; añádele vino tinto para darle más sabor.

para 8 personas

1,5 kg/3 libras de rosbif
2 cebollas grandes, partidas por la mitad y en rodajas
1 paquete de sopa de cebolla
450 g de zanahorias, en rodajas gruesas
1 kg/2¼ lb de papas cerosas, sin pelar
½ repollo pequeño, cortado en 6-8 trozos
sal y pimienta negra recién molida, al gusto
120ml/4 fl oz de vino tinto seco o caldo

Coloque la carne en una olla de cocción lenta de 5,5 cuartos sobre las cebollas y espolvoree sobre la mezcla de sopa. Coloca las verduras alrededor de la carne y sazona ligeramente con sal y pimienta. Agrega el vino o el agua, tapa y cocina a fuego lento durante 6-8 horas. Sirva la carne y las verduras con caldo o úselas para hacer una salsa.

Nota: Para hacer la salsa, mide el agua y viértela en una cacerola. Calentar hasta que hierva. Por cada 250 ml/8 fl oz de caldo, mezcle

2 cucharadas de harina con 50 ml/2 fl oz de agua fría y bata hasta que espese, aproximadamente 1 minuto.

cafetera frita

Una receta favorita de la buena amiga Judy Pompei, la carne se sazona con café y salsa de soja.

para 10 personas

2 cebollas grandes, cortadas en rodajas

1 rosbif deshuesado, por ejemplo, grupa (aproximadamente 1,5 kg/3 lb)

250ml/8 fl oz de café fuerte

50 mililitros de salsa de soja

1 diente de ajo, machacado

1 cucharadita de tomillo seco

2 hojas de laurel

Coloca la mitad de las cebollas en la olla de cocción lenta. Cubra con la carne y la cebolla restantes. Agrega los ingredientes restantes. Tapar y cocinar a fuego lento durante 6-8 horas. Servir la carne con el caldo.

carne de borgoña

Esta es la versión de Catherine Atkinson de este clásico robusto y muy querido de la región francesa de Borgoña.

para 4 personas

175 g de cebolla morada, sin pelar

2 cucharadas de aceite de oliva

100 g de tocino ahumado, sin corteza, cortado en trozos pequeños

100 g de champiñones a la napolitana

2 dientes de ajo machacados o 10 ml/2 cucharaditas de puré de ajo

250 ml/8 onzas líquidas de caldo de res

700 g/1½ lb de bistec magro o braseado, limpio y cortado en cubos de 5 cm/2

2 cucharaditas 00 de harina

250ml/8 fl oz de vino tinto

1 ramita de tomillo fresco o 2,5 ml/½ cucharadita de tomillo seco

1 hoja de laurel

sal y pimienta negra recién molida

2 cucharadas de perejil fresco picado

puré de papas cremoso y una verdura verde para servir

Coloca las cebollas en un recipiente resistente al calor y vierte suficiente agua hirviendo para cubrirlas. Déjalo reposar durante 5 minutos. Mientras tanto, calentar 1 cucharada de aceite en una sartén, añadir el tocino y sofreír hasta que esté dorado. Transfiera a la olla de cocción lenta con una espumadera, reservando todo el aceite y los jugos. Escurre las cebollas y quítales la piel cuando estén lo suficientemente frías como para manipularlas. Agregue a la sartén y cocine a fuego lento hasta que comience a dorarse. Agrega los champiñones y el ajo y cocina, revolviendo, durante 2 minutos. Transfiera las verduras a la olla. Vierta el caldo, cierre la tapa y ponga la olla de cocción lenta en temperatura Alta o Baja.

Calentar el aceite restante en una sartén y freír la carne en cubos hasta que se dore por todos lados. Espolvorea la harina sobre la carne y mezcla bien. Vierta poco a poco el vino, revolviendo constantemente, hasta que la salsa hierva y espese. Agrega tomillo, hojas de laurel, sal y pimienta a la olla de cocción lenta. Cocine la cazuela a temperatura alta durante 3-4 horas o a temperatura baja durante 6-8 horas o hasta que la carne y las verduras estén muy tiernas. Retire la ramita de tomillo y la hoja de laurel. Espolvoree con perejil y sirva con puré de papas cremoso y vegetales verdes.

pechuga a la parrilla

Esta deliciosa pechuga está hecha con un simple aderezo de especias y cocinada a fuego lento a la perfección en salsa barbacoa.

para 10 personas

1 pechuga de res, recortada (aproximadamente 1,5 kg/3 lb)
frotar las especias
450 ml/¾ pinta de salsa barbacoa instantánea
50 ml de vinagre de vino tinto
50 g de azúcar de caña light
2 cebollas medianas, rebanadas
120 ml/4 onzas líquidas de agua
450 g de fettuccine cocidos y calientes

Frote la pechuga con Spice Rub y colóquela en la olla de cocción lenta. Agregue otros ingredientes combinados excepto fettuccine. Tape y cocine a fuego lento durante 6 a 8 horas, subiendo el fuego a alto durante los últimos 20 a 30 minutos. Transfiera la pechuga a un plato y déjela reposar, cubierta con papel de aluminio, durante unos 10 minutos. Cortar y servir sobre fideos con salsa barbacoa y cebolla.

Sándwiches de carne a la parrilla

El humilde sándwich se convierte en un auténtico festín con esta receta.

para 10 personas

1 pechuga de res, recortada (aproximadamente 1,5 kg/3 lb)
Exfoliante de especias (ver más abajo)
450 ml/¾ pinta de salsa barbacoa instantánea
50 ml de vinagre de vino tinto
50 g de azúcar de caña light
2 cebollas medianas, rebanadas
120 ml/4 onzas líquidas de agua
baguette o sándwich
Ensalada de col

Frote la pechuga con Spice Rub y colóquela en la olla de cocción lenta. Agregue baguette o panecillo y otros ingredientes combinados excepto la ensalada de col. Tape y cocine a fuego lento durante 6 a 8 horas, subiendo el fuego a alto durante los últimos 20 a 30 minutos. Transfiera la pechuga a un plato y déjela reposar, cubierta con papel de aluminio, durante unos 10 minutos. Tritura la pechuga con un tenedor y revuélvela con la mezcla de barbacoa. Coloque la carne dentro de trozos de baguette o panecillo y decore con ensalada de col.

frotar las especias

Genial para platos de carne.

por 3 cucharadas

2 cucharadas de perejil fresco finamente picado

1 diente de ajo, machacado

½ cucharadita de sal aromatizada

½ cucharadita de jengibre molido

½ cucharadita de coco recién rallado

½ cucharadita de pimienta

Mezcle todos los ingredientes hasta que estén completamente combinados.

filete de falda con relleno de champiñones

El relleno de tocino, champiñones y tomillo queda realmente bueno
dentro de la carne tiernamente cocida.

Servicio 6

3 rebanadas de tocino
225 g de champiñones de tapa marrón, en rodajas
½ cebolla picada
¾ cucharadita de tomillo seco
sal y pimienta negra recién molida, al gusto
700 g/1½ libra de carne de res deshuesada y gruesa
175 ml/6 fl oz de vino tinto seco o caldo
100 g de arroz, cocido, caliente

Cocine el tocino en una sartén grande hasta que esté crujiente. Escurrir y desmenuzar. Deseche todo menos 1 cucharada de grasa de tocino. Agregue los champiñones, la cebolla y el tomillo a la sartén y saltee hasta que se ablanden, de 5 a 8 minutos. Combina el tocino. Espolvorear con sal y pimienta.

Si es necesario, bata la carne con un ablandador de carne para lograr un espesor uniforme. Vierte el relleno sobre la carne y envuélvela empezando por el borde largo. Asegúrelo con brochetas cortas y colóquelo en la olla de cocción lenta. Agrega el vino o el agua. Tapar y cocinar a fuego lento durante 6-8 horas. Córtalo y sírvelo sobre arroz.

Pechuga Estofada En Cerveza

Marinar es la clave del éxito de esta tierna y jugosa carne.

para 4-6 personas

1,25 kg/2½ libras.

300ml/½ litro de cerveza

sal y pimienta negra recién molida

25 g/1 oz de grasa de ternera, manteca vegetal blanca o aceite de girasol

2 cebollas, cortadas en 8 rodajas cada una

2 zanahorias, en cuartos

2 tallos de apio, en rodajas gruesas

2 ramitas de tomillo fresco

2 hojas de laurel

2 dientes enteros

150 ml/¼ litro de caldo caliente

1 cucharada de maicena (maicena)

Colóquelo en un recipiente lo suficientemente grande como para contener la carne y vierta la cerveza encima. Tápala y déjala marinar en el frigorífico durante al menos 8 horas, o toda la noche si quieres, dándole la vuelta varias veces si es posible. Escurre la carne, reserva la cerveza y sécala. Sazone bien la carne con sal y pimienta. Caliente la manteca vegetal, la manteca vegetal o el aceite en una sartén grande y pesada hasta que esté caliente.

Agrega la carne y voltéala frecuentemente hasta que esté bien dorada. Levante la carne a un plato.

Vierta un poco de aceite en la sartén, luego agregue las cebollas, las zanahorias y el apio. Cocine por unos minutos hasta que esté ligeramente dorado y comience a ablandarse. Coloca las verduras en una sola fila en el fondo de la olla de cerámica. Coloque la carne encima y luego agregue las verduras restantes a los bordes de la carne. Agrega el tomillo, la hoja de laurel y el clavo. Vierta la marinada de cerveza sobre la carne y luego vierta el caldo. Cierre la tapa y cocine a fuego lento durante 5 a 8 horas o hasta que la carne y las verduras estén bien cocidas y tiernas. Voltee la carne y rocíela con la salsa una o dos veces durante la cocción.

Retire la carne y colóquela en un plato caliente o tabla de cortar. Cubrir con papel de aluminio y dejar reposar durante 10 minutos antes de cortar en rodajas gruesas. Mientras tanto, retire el jugo y la grasa de la salsa en un recipiente de cerámica. En un cazo mezclar la maicena con un poco de agua fría, luego colar el agua (reservar las verduras, desechando el laurel y el tomillo). Llevar a ebullición, revolviendo hasta que burbujee y espese. Pruebe y ajuste la sazón si es necesario. Sirve la rica salsa con carne y verduras.

Pechuga De Res Rellena De Verduras

Después de una cocción lenta y prolongada, la carne quedará muy tierna y maravillosamente rellena con esta emocionante selección de verduras.

Servicio 6

40 g de champiñones en rodajas

½ cebolla picada

½ zanahoria, picada

50 g de calabacín picado

25 g de maíz dulce, descongelado si está congelado

¾ cucharadita de romero seco

1 cucharada de aceite de oliva

sal y pimienta negra recién molida, al gusto

700 g/1½ libra de carne de res deshuesada y gruesa

400 g/14 oz de tomates picados enlatados

100 g de arroz, cocido, caliente

Saltee los champiñones, la cebolla, las zanahorias, el calabacín, el maíz y el romero en aceite de oliva en una sartén durante 5-8 minutos hasta que se ablanden. Espolvorear con sal y pimienta.

Si es necesario, bata la carne con un ablandador de carne para lograr un espesor uniforme. Vierte el relleno sobre la carne y envuélvela empezando por el borde largo. Asegúrelo con brochetas cortas y colóquelo en la olla de cocción lenta. Agrega los tomates. Tapar y cocinar a fuego lento durante 6-8 horas. Córtalo y sírvelo sobre arroz.

Bicarbonato de sodio para carne

Sólo necesitas una pequeña cantidad de cerveza para darle sabor a este famoso plato belga, por lo que es una buena idea elegir una que te guste beber.

para 4 personas

700 g/1½ lb de bistec magro o braseado, recortado

2 cucharadas de aceite de girasol

1 cebolla grande, en rodajas finas

2 dientes de ajo machacados o 2 cucharaditas de ajo en puré

2 cucharaditas de azúcar moreno suave

1 cucharada 00 de harina

250 ml/8 onzas líquidas de cerveza

250 ml/8 onzas líquidas de caldo de res

1 cucharadita de vinagre de vino

1 hoja de laurel

sal y pimienta negra recién molida

perejil fresco picado para decorar

pan francés crujiente para servir

Corta la carne en trozos de aproximadamente 5 cm/2 pulgadas cuadrados y 1 cm/½ de grosor. Calentar 1 cucharada de aceite en una sartén y sofreír la carne por todos lados. Transfiera a una olla de cerámica con una espumadera, dejando los jugos en la sartén. Agrega el aceite restante a la sartén. Agrega la cebolla y cocina a fuego lento durante 5 minutos. Agregue el ajo y el azúcar, luego espolvoree la harina y revuelva para combinar. Agrega poco a poco la cerveza y deja que hierva. Hervir durante un minuto, luego apagar el fuego. Vierte la mezcla sobre la carne, luego agrega el caldo y el vinagre. Agrega la hoja de laurel y sazona con sal y pimienta. Cubrir con tapa. Cocine a temperatura alta durante 1 hora, luego reduzca el fuego a baja y cocine por otras 5 a 7 horas o hasta que la carne esté muy tierna.

Retire la hoja de laurel y ajuste la sazón si es necesario. Sirve la cazuela inmediatamente, adornada con un poco de perejil fresco picado y acompañada de pan francés tostado.

Rouladen

Los filetes finos facilitan estos wraps de carne y jamón.

para 4 personas

4 filetes de ternera pequeños o 2 grandes y finos (aproximadamente
450 g/1 libra de peso total)
sal y pimienta negra recién molida, al gusto
4 lonchas de jamón ahumado (de unos 25 g cada una)
100 g/4 oz de champiñones, finamente picados
3 cucharadas de perejil finamente picado
½ cebolla picada
1-2 cucharadas de mostaza Dijon
1 cucharadita de eneldo seco
120 ml/4 onzas líquidas de caldo de res

Sazone los filetes ligeramente con sal y pimienta. Cubra cada filete
con una loncha de jamón. Mezclar todos los ingredientes menos el
caldo y repartir sobre las lonchas de jamón. Reúna los filetes y
asegúrelos con palitos de cóctel. Coloque la costura hacia abajo en
la olla de cocción lenta. Agrega el caldo. Tapar y cocinar a fuego
lento durante 5-6 horas.

Rollo italiano

El provolone es un queso italiano similar a la mozzarella pero tiene un sabor mucho más intenso.

para 4 personas

4 filetes de ternera pequeños o 2 grandes y finos (aproximadamente 450 g/1 libra de peso total)
sal y pimienta negra recién molida, al gusto
4 lonchas de jamón ahumado (de unos 25 g cada una)
4 rebanadas de queso provolone
4 cucharadas de tomates secos picados
2 cucharaditas de eneldo seco
120 ml/4 onzas líquidas de caldo de res

Sazone los filetes ligeramente con sal y pimienta. Cubra cada filete con una loncha de jamón. Mezclar el queso y los tomates y esparcir sobre las lonchas de jamón. Espolvorea con eneldo. Reúna los filetes y asegúrelos con palitos de cóctel. Coloque la costura hacia abajo en la olla de cocción lenta. Agrega el caldo. Tapar y cocinar a fuego lento durante 5-6 horas.

Ruladen griego

Un sabor único de Grecia, acompañado de queso feta y aceitunas.

para 4 personas

*4 filetes de ternera pequeños o 2 grandes y finos (aproximadamente
450 g/1 libra de peso total)*
sal y pimienta negra recién molida, al gusto
50 gramos de queso blanco
2 cebolletas, finamente picadas
4 tomates secados al sol, picados
25 g de aceitunas griegas, en rodajas
120 ml/4 onzas líquidas de caldo de res

Sazone los filetes ligeramente con sal y pimienta. Triturar el queso
con la cebolla, los tomates secos y las aceitunas y esparcir sobre
los filetes. Reúna los filetes y asegúrelos con palitos de cóctel.
Coloque la costura hacia abajo en la olla de cocción lenta. Agrega el
caldo. Tapar y cocinar a fuego lento durante 5-6 horas.

costillas fritas

Estas costillas le resultarán especialmente sabrosas y jugosas. ¡Está permitido roer huesos!

para 4 personas

250 ml/8 fl oz de vino tinto seco o caldo

4 zanahorias grandes, en rodajas gruesas

1 cebolla grande, cortada en rodajas

2 hojas de laurel

1 cucharadita de mejorana seca

900 g/2 libras de costillas de res

Combine todos los ingredientes en la olla de cocción lenta y coloque las costillas encima. Tapar y cocinar a fuego lento durante 7-8 horas.

Carne picante con rábano picante

El cálido sabor picante de esta cazuela de Catherine Atkinson se logra con una mezcla de crema de rábano picante, jengibre y curry en polvo.

para 4 personas

1 cebolla, picada

2 cucharadas de salsa cremosa de rábano picante

1 cucharada de salsa inglesa

450 ml/¾ pinta de caldo de carne caliente (no hirviendo)

1 cucharada 00 de harina

1 cucharadita de curry en polvo mediano

½ cucharadita de jengibre molido

1 cucharadita de azúcar moreno oscuro

700 g de rosbif o filete magro, en cubos

sal y pimienta negra recién molida

2 cucharadas de perejil fresco o congelado picado

patatas nuevas y una verdura verde para servir

Pon la cebolla en la cazuela de cerámica. Agrega el rábano picante y la salsa inglesa al caldo y vierte sobre la cebolla. Encienda la olla de cocción lenta a temperatura Baja y déjela de 3 a 4 minutos mientras prepara y mide los ingredientes restantes.

Mezcle la harina, el curry en polvo, el jengibre y el azúcar en un bol. Agregue la carne y revuelva para cubrir uniformemente los cubos con la mezcla de especias. Agregue a la olla de cocción lenta y sazone con sal y pimienta. Tapar y cocinar a fuego lento durante 6-7 horas o hasta que la carne esté muy tierna.

Agrega el perejil y ajusta la sazón si es necesario. Sirva con una verdura verde como patatas nuevas y col rizada rallada al vapor.

Albóndigas Simples

Las albóndigas están jugosas como deberían estar, ¡y también hay muchas sobras para sándwiches! Sirva con auténtico puré de patatas.

Servicio 6

700 g de carne magra picada

100 g de avena

120ml/4 fl oz de leche semidesnatada

1 huevo

50 ml de tomate o salsa picante

1 cebolla, picada

½ pimiento verde, picado

1 diente de ajo, machacado

1 cucharadita de condimento de hierbas italianas secas

1 cucharadita de sal

½ cucharadita de pimienta

Haga mangos de aluminio y colóquelos en la olla de cocción lenta. Mezclar hasta que todos los ingredientes estén mezclados. Forme un pan con la mezcla y colóquelo en la olla de cocción lenta, asegurándose de que los bordes del pan no toquen la cazuela. Inserte un termómetro para carnes con la punta en el centro del pan. Tape y cocine a fuego lento hasta que un termómetro para carne registre 76ºC, aproximadamente de 6 a 7 horas. Retirar usando soportes de papel de aluminio y dejar reposar, sin cubrir con papel de aluminio, durante 10 minutos.

Albóndigas Italianas

Albóndigas clásicas pero con un toque italiano. Puedes usar salsa picante en lugar de ketchup.

Servicio 6

700 g de carne magra picada

100 g de avena

120ml/4 fl oz de leche semidesnatada

1 huevo

50 ml de salsa de tomate

1 cebolla, picada

½ pimiento verde, picado

1 diente de ajo, machacado

1 cucharada de parmesano recién rallado

50 g de mozzarella rallada

2 cucharadas de aceitunas negras sin hueso, picadas

1 cucharadita de condimento de hierbas italianas secas

1 cucharadita de sal

½ cucharadita de pimienta

2 cucharadas de salsa de tomate o ketchup ya preparada

parmesano rallado y mozzarella dura rallada para decorar

Haga mangos de aluminio y colóquelos en la olla de cocción lenta. Mezclar hasta que todos los ingredientes estén mezclados. Forme un pan con la mezcla y colóquelo en la olla de cocción lenta, asegurándose de que los bordes del pan no toquen la cazuela. Inserte un termómetro para carnes con la punta en el centro del pan. Tape y cocine a fuego lento hasta que un termómetro para carne registre 76ºC, aproximadamente de 6 a 7 horas. Cubrir con salsa de tomate o ketchup y espolvorear con queso. Tape y cocine a fuego lento hasta que el queso se derrita, de 5 a 10 minutos. Retirar utilizando mangos de aluminio.

Albóndigas De Queso Salado

Este pastel de carne tiene un sabor muy cursi, lo que lo hace rico y extremadamente saciante. Puedes usar salsa picante en lugar de ketchup.

Servicio 6

450 g de carne molida magra

225 g de carne magra de cerdo picada

100 g/4 oz de queso tierno

75 g de queso cheddar rallado

100 g de avena

120ml/4 fl oz de leche semidesnatada

1 huevo

50 ml de salsa de tomate

2 cucharadas de salsa inglesa

1 cebolla, picada

½ pimiento verde, picado

1 diente de ajo machacado,

1 cucharadita de condimento de hierbas italianas secas

1 cucharadita de sal

½ cucharadita de pimienta

Haga mangos de aluminio y colóquelos en la olla de cocción lenta. Mezcle todos los ingredientes excepto 25 g/1 oz de queso cheddar hasta que se combinen. Forme un pan con la mezcla y colóquelo en la olla de cocción lenta, asegurándose de que los bordes del pan no toquen la cazuela. Inserte un termómetro para carnes con la punta en el centro del pan. Tape y cocine a fuego lento hasta que un termómetro para carne registre 76ºC, aproximadamente de 6 a 7 horas. Espolvoree con el queso Cheddar reservado, cubra y cocine a fuego lento hasta que el queso se derrita, de 5 a 10 minutos. Retirar utilizando mangos de aluminio.

Chutney de albóndigas y maní

Si no tienes Branston Pickle, también puedes usar chutney picado en igual cantidad.

Servicio 6

700 g de carne magra picada

100 g de avena

120ml/4 fl oz de leche semidesnatada

1 huevo

100 g/4 oz de pepinillo Branston

1 cebolla, picada

½ pimiento verde, picado

1 diente de ajo machacado,

50 g de maní picado

1 cucharadita de curry en polvo

½ cucharadita de jengibre molido

1 cucharadita de condimento de hierbas italianas secas

1 cucharadita de sal

½ cucharadita de pimienta

Haga mangos de aluminio y colóquelos en la olla de cocción lenta. Mezclar hasta que todos los ingredientes estén mezclados. Forme un pan con la mezcla y colóquelo en la olla de cocción lenta, asegurándose de que los bordes del pan no toquen la cazuela. Inserte un termómetro para carnes con la punta en el centro del pan. Tape y cocine a fuego lento hasta que un termómetro para carne registre 76ºC, aproximadamente de 6 a 7 horas. Retirar usando soportes de papel de aluminio y dejar reposar, sin cubrir con papel de aluminio, durante 10 minutos.

Salsa De Huevo Y Limón

Esta delicada salsa de limón se puede preparar con caldo de verduras.

Apto para 6 personas como acompañamiento.

1 cucharada de mantequilla o margarina

2 cucharadas de harina

120ml/4oz de caldo de pollo

120ml/4 fl oz de leche semidesnatada

1 huevo, ligeramente batido

3-4 cucharadas de jugo de limón

1 cucharadita de ralladura de limón

sal y pimienta blanca, al gusto

Derrita la mantequilla en una sartén mediana. Agrega la harina y cocina por 1 minuto. Combine el caldo y la leche. Hierva, revolviendo, hasta que espese, aproximadamente 1 minuto. Batir aproximadamente la mitad de la mezcla de caldo con los huevos. Regresa la mezcla a la sartén. Batir a fuego medio durante 1 minuto. Agrega el jugo y la ralladura de limón. Espolvorear con sal y pimienta.

Albóndigas De Limón Con Salsa De Huevo Y Limón

Las albóndigas adquieren una nueva dimensión con un toque de limón y una suave salsa de huevo y limón para acompañar.

Servicio 6

700 g de carne magra picada

50 g de pan rallado fresco

1 huevo

1 cebolla pequeña, picada

½ pimiento verde pequeño, picado

1 diente de ajo, machacado

1 cucharada de jugo de limón

1 cucharada de ralladura de limón

1 cucharadita de mostaza Dijon

½ cucharadita de tomillo seco

½ cucharadita de pimienta

¾ cucharadita de sal

Salsa de huevo y limón (ver a la izquierda)

Haga mangos de aluminio y colóquelos en la olla de cocción lenta. Mezcle todos los ingredientes excepto la salsa de huevo y limón hasta que se mezclen. Forme un pan con la mezcla y colóquelo en la olla de cocción lenta, asegurándose de que los bordes del pan no toquen la cazuela. Inserte un termómetro para carnes con la punta en el centro del pan. Tapar y cocinar a fuego lento hasta que un termómetro para carne registre 76ºC, 6-7 horas. Retirar usando soportes de papel de aluminio y dejar reposar, sin cubrir con papel de aluminio, durante 10 minutos. Servir con salsa de huevo y limón.

Pan De Jamón Amargo

Las albóndigas también se pueden hornear en un molde para pan de 9 x 5/23 x 13 cm o en dos moldes para pan más pequeños si caben en la olla de cocción lenta. Coloque los moldes sobre una rejilla o en latas de atún vacías sin ambos extremos.

Servicio 6

450 g de carne molida magra

225 g de jamón ahumado, picado o finamente picado

50 g de pan rallado fresco

1 huevo

1 cebolla pequeña, picada

½ pimiento verde pequeño, picado

1 diente de ajo, machacado

1 cucharadita de mostaza Dijon

2 pepinillos picados

50 g de almendras, picadas en trozos grandes

50 g de frutos secos variados

90 g de albaricoques enlatados

1 cucharada de vinagre de manzana

2 cucharaditas de salsa de soja

½ cucharadita de pimienta

¾ cucharadita de sal

Haga mangos de aluminio y colóquelos en la olla de cocción lenta. Mezclar hasta que todos los ingredientes estén mezclados. Forme un pan con la mezcla y colóquelo en la olla de cocción lenta, asegurándose de que los bordes del pan no toquen la cazuela. Inserte un termómetro para carnes con la punta en el centro del pan. Tapar y cocinar a fuego lento hasta que un termómetro para carne registre 76ºC, 6-7 horas. Retirar usando soportes de papel de aluminio y dejar reposar, sin cubrir con papel de aluminio, durante 10 minutos.

Carne Fácil con Vino y Verduras

Un plato de carne sencillo pero satisfactorio. Sirva sobre los fideos si lo desea.

para 4 personas

450 g/1 libra de filete de ternera, cortado en tiras de 1 cm/½ ½

250 ml/8 onzas líquidas de caldo de res

120ml/4 fl oz de vino tinto seco

275 g/10 oz de judías verdes, cortadas en trozos pequeños

2 patatas, picadas

2 cebollas pequeñas, cortadas en rodajas

3 zanahorias, en rodajas gruesas

¾ cucharadita de tomillo seco

sal y pimienta negra recién molida, al gusto

Combine todos los ingredientes excepto la sal y la pimienta en la olla de cocción lenta. Tapar y cocinar a fuego lento durante 6-8 horas. Espolvorear con sal y pimienta.

hojas rellenas

Elija carne molida magra de calidad para mezclarla con pimientos, cebollas y arroz para obtener un delicioso relleno de hojas de col cocidas en salsa de tomate.

para 4 personas

8 hojas grandes de col rizada

450 g de carne molida magra

½ cebolla, finamente picada

¼ de pimiento verde, finamente picado

15 g/½ oz de arroz, cocido

50ml/2 onzas líquidas de agua

1 cucharadita de sal

¼ de cucharadita de pimienta negra recién molida

400 g de salsa de tomate lista

450 g/1 libra de tomates enlatados cortados en cubitos

Coloque las hojas de col rizada en agua hirviendo hasta que se ablanden, de 1 a 2 minutos. Colar bien. Recorta las venas gruesas de las hojas para que queden planas. Mezcle la carne molida y otros ingredientes excepto la salsa de tomate y los tomates picados. Divida la mezcla de carne en ocho trozos iguales, cada uno formando una hogaza. Envuelva cada uno en una hoja de col, pellizcando los extremos y los lados. Vierta la mitad de la salsa de tomate combinada y los tomates cortados en cubitos en la olla de cocción lenta. Agregue los rollos de repollo, con la costura hacia abajo. Vierta el resto de la mezcla de tomate encima. Tapar y cocinar a fuego lento durante 6-8 horas.

albóndigas florentinas

Los sabores de ricota, espinacas y mediterráneo hacen que estas albóndigas sean increíblemente deliciosas.

para 4 personas

65 g de hojas de espinaca

100 g/4 oz de requesón

1 huevo

2 cebolletas, picadas

2 dientes de ajo

2 cucharaditas de tomillo seco

½ cucharadita de eneldo seco

½ cucharadita de coco recién rallado

½ cucharadita de sal

½ cucharadita de pimienta

450 g de carne molida magra

25 g/1 oz de pan rallado fresco

1 litro/1¾ pinta de aderezo de hierbas

225 g de fideos cocidos y calientes

Procese las espinacas, la ricota, el huevo, las cebolletas, el ajo, los condimentos, la sal y la pimienta en un procesador de alimentos o licuadora hasta que quede suave. Mezclar con carne picada y pan rallado. Forma de 8 a 12 albóndigas con la mezcla. Combine las albóndigas y la salsa para pasta en una olla de cocción lenta, cubriendo las albóndigas con la salsa. Tapar y cocinar a fuego lento durante 5-6 horas. Sirva sobre los fideos.

Rigatoni con albóndigas de berenjena

La berenjena es el ingrediente sorpresa de estas magníficas albóndigas.

Servicio 6

Albóndigas de berenjena (ver más abajo)
700 g de salsa para pasta de un frasco
350 g/12 oz de rigatoni u otras formas de pasta, cocidas y calientes
2-3 cucharadas de aceite de oliva
2 cucharadas de alcaparras escurridas
15 g/½ onza de perejil fresco de hoja plana picado

Combine las albóndigas de berenjena y la salsa para pasta en una olla de cocción lenta, cubriendo las albóndigas con la salsa. Tapar y cocinar a fuego lento durante 6-8 horas. Sazone los rigatoni con aceite, alcaparras y perejil. Servir con albóndigas y salsa.

albóndigas de berenjena

La berenjena cortada en cubitos aporta una riqueza diferente a estas albóndigas.

Para 18 albóndigas

1 berenjena pequeña (aproximadamente 350 g/12 oz), picada

700 g de carne magra picada

50 g de parmesano o lechuga romana recién rallado

25 g/1 oz de pan rallado seco

2 huevos

1½ cucharaditas de condimento de hierbas italianas secas

1 cucharadita de sal

½ cucharadita de pimienta

Cocine las berenjenas en una sartén mediana en 2 pulgadas de agua hirviendo hasta que estén tiernas, aproximadamente 10 minutos. Colar, enfriar y triturar. Combine las berenjenas con otros ingredientes de las albóndigas. Forma 18 albóndigas.

Boboti sudafricano

Una receta tradicional de Sudáfrica.

para 4 personas

2 rebanadas de pan duro, sin corteza

2 cucharadas de aceite

1 cebolla, rebanada

2 dientes de ajo machacados

10 ml/2 cucharaditas de curry en polvo

2,5 ml/½ cucharadita de clavo molido

5 ml/1 cucharadita de cúrcuma en polvo

2 huevos

450 g/1 libra de carne picada

2 cucharadas de agua caliente

2 cucharadas de jugo de limón

2 cucharadas de azúcar

sal y pimienta negra recién molida

Para el llenado:

1 huevo

150ml/¼ pt de leche

un puñado de almendras

arroz y una verdura verde, para servir

Remoja el pan en agua tibia durante 10 minutos, luego exprime el exceso de agua y desmenúzalo. Calentar el aceite en una sartén y sofreír la cebolla hasta que esté blanda. Agrega el ajo, el curry, el clavo y la cúrcuma y sofríe durante 5 minutos más, revolviendo con frecuencia. Batir los huevos en un bol y luego añadir la carne picada. Agrega la mezcla de cebolla y especias, el pan, el agua caliente, el jugo de limón y el azúcar. Sazone con sal y pimienta y mezcle bien. Transfiera la mezcla a un molde para pan de 450 g engrasado y cubra con papel de aluminio. Colóquelo en una olla de cocción lenta y agregue agua hirviendo hasta la mitad de los lados de la sartén. Tapar y cocinar a fuego lento durante 8-10 horas hasta que esté cocido.

Mezclar los huevos, la leche y las almendras y verter sobre ello. Tape y cocine a temperatura alta durante otros 30 minutos hasta que cuaje. Sirva en rodajas con arroz y una verdura verde.

carne de pueblo

Los tubérculos, las hierbas, el ajo y los guisantes le dan a este guiso mucho sabor y textura. Es delicioso servido sobre fideos o arroz.

para 4 personas

900 g de filete magro asado cortado en cubitos

250 ml/8 onzas líquidas de caldo de res

150 g de chirivías picadas

2 cebollas picadas

1 tallo de apio grande, picado

120ml/4 fl oz de vino tinto seco o caldo

350 g/12 oz de patatas, peladas y cortadas en cubitos

2 zanahorias grandes, en rodajas gruesas

3 dientes de ajo machacados

2 cucharadas de puré de tomate

½ cucharadita de tomillo seco

½ cucharadita de romero seco

1 hoja de laurel grande

50 g de guisantes congelados, descongelados

2 cucharadas de maicena

50 ml de agua fría

sal y pimienta negra recién molida, al gusto

Combine todos los ingredientes excepto los guisantes, la maicena, el agua, la sal y la pimienta en una olla de cocción lenta de 5,5 cuartos. Tapar y cocinar a máxima potencia durante 4-5 horas. Agrega los guisantes, aumenta el fuego y cocina por 10 minutos. Agregue la harina de maíz y el agua combinadas, revolviendo durante 2 a 3 minutos. Deseche la hoja de laurel. Espolvorear con sal y pimienta.

carne abundante

Los frijoles rojos hacen de este uno de los guisos más deliciosos que puedes preparar.

Servicio 6

450 g de filete de ternera magro, en cubos (2 cm)

175 ml/6 onzas líquidas de caldo de res

400 g/14 oz de tomates picados enlatados

400 g/14 oz de frijoles rojos, escurridos y enjuagados

1 cebolla, picada

3 patatas pequeñas, blandas, sin pelar y picadas

3 zanahorias, en rodajas

1 cucharada de maicena

2 cucharadas de agua fría

2-3 cucharaditas de salsa inglesa

sal y pimienta negra recién molida, al gusto

En la olla de cocción lenta, combine todos los ingredientes excepto la maicena, el agua, la salsa inglesa, la sal y la pimienta. Tapar y cocinar a fuego lento durante 6-8 horas. Enciende el fuego y cocina por 10 minutos. Agregue la harina de maíz y el agua combinadas, revolviendo durante 2 a 3 minutos. Sazone con salsa inglesa, sal y pimienta.

Cazuela De Carne De Res Sencilla

Sirva esta cazuela de carne italiana sazonada sobre fideos, arroz o polenta al microondas.

Servicio 6

900 g de rosbif magro, en cubos (2,5 cm/1 pulgada)

400 g/14 oz de tomates picados enlatados

120 ml/4 onzas líquidas de caldo de res

120ml/4 fl oz de vino tinto seco o caldo

2 cebollas picadas

2 dientes de ajo machacados

2 cucharaditas de condimento de hierbas italianas secas

sal y pimienta negra recién molida, al gusto

Combine todos los ingredientes excepto la sal y la pimienta en la olla de cocción lenta. Tapar y cocinar a fuego lento durante 6-8 horas. Espolvorear con sal y pimienta.

Carne de res con hierbas favorita de la familia

Muchas verduras cocidas hasta que estén tiernas añaden un gran sabor a esta cazuela saludable.

para 8 personas

900 g de rosbif magro, en cubos (2,5 cm/1 pulgada)

400 g/14 oz de tomates picados enlatados

250 ml/8 onzas líquidas de caldo de res

350 g/12 oz de patatas, peladas y cortadas en cubitos

275 g/10 oz de colinabos o hojas de nabo, picadas

3 cebollas picadas

1 zanahoria grande, en rodajas gruesas

2 tallos grandes de apio, rebanados

4 dientes de ajo machacados

½–¾ cucharadita de mejorana seca

½–¾ cucharadita de tomillo seco

1 hoja de laurel

2 cucharadas de maicena

50 ml de agua fría

2-3 cucharaditas de salsa inglesa

sal y pimienta negra recién molida, al gusto

Combine todos los ingredientes excepto la maicena, el agua, la salsa inglesa, la sal y la pimienta en una olla de cocción lenta de 5,5 cuartos. Tapar y cocinar a fuego lento durante 6-8 horas. Enciende el fuego y cocina por 10 minutos. Agregue la harina de maíz y el agua combinadas, revolviendo durante 2 a 3 minutos. Deseche la hoja de laurel. Sazone con salsa inglesa, sal y pimienta.

Cerdo Salado y Chorizo Mexicano

Este plato de cerdo con chile también hace deliciosos tacos.

6-8 personas

chorizo mexicano

Lomo de cerdo deshuesado 225 g/8 oz, en cubos (2,5 cm/1 pulgada)

2 tomates grandes, picados

1 cebolla morada pequeña, cortada en rodajas

1 diente de ajo, machacado

¼ cucharadita de tomillo seco

¼ cucharadita de tomillo seco

1 hoja de laurel

1-3 jalapeños encurtidos u otros pimientos picantes, finamente

picados

1 cucharada de jugo de pimientos encurtidos

sal y pimienta negra recién molida, al gusto

225-350 g de arroz cocido y caliente

Cocina el chorizo mexicano en una sartén mediana ligeramente engrasada a fuego medio hasta que esté dorado y desmenúzalo con un tenedor. En la olla de cocción lenta, combine el chorizo mexicano y la sal, la pimienta y otros ingredientes excepto el arroz. Tapar y cocinar a máxima potencia durante 4-5 horas. Deseche la hoja de laurel. Espolvorear con sal y pimienta. Sirva sobre arroz.

Tacos de cerdo y chorizo

Puedes envolver la mezcla en tortillas de harina suaves y calientes en lugar de tortillas para tacos.

6-8 personas

chorizo mexicano

Lomo de cerdo deshuesado 225 g/8 oz, en cubos (2,5 cm/1 pulgada)

2 tomates grandes, picados

1 cebolla morada pequeña, cortada en rodajas

1 diente de ajo, machacado

¼ cucharadita de tomillo seco

¼ cucharadita de tomillo seco

1 hoja de laurel

1-3 jalapeños encurtidos u otros pimientos picantes, finamente picados

1 cucharada de jugo de pimientos encurtidos

sal y pimienta negra recién molida, al gusto

1 cucharada de maicena

2 cucharadas de agua

15 g/½ oz de cilantro fresco picado

6-8 tacos

cCrea agria

lechuga iceberg rallada

Cocina el chorizo mexicano en una sartén mediana ligeramente engrasada a fuego medio hasta que esté dorado y desmenúzalo con un tenedor. En la olla de cocción lenta, combine el chorizo mexicano y la sal, pimienta, maicena, agua, cilantro, tacos, crema agria y otros ingredientes excepto la lechuga. Tapar y cocinar a máxima potencia durante 4-5 horas. Cuando esté cocido, desecha la hoja de laurel y sazona con sal y pimienta. Enciende el fuego y cocina por 10 minutos. Agregue la harina de maíz y el agua combinadas, revolviendo durante 2 a 3 minutos. Agrega el cilantro. Sirva en tacos calientes y crujientes, adornado con crema agria y lechuga rallada.

Cerdo con patatas y repollo

Sirva este suculento plato de cerdo sobre fideos o arroz.

para 4 personas

Lomo de cerdo magro deshuesado 450 g/1 lb

400 g/14 oz de tomates enlatados

225 g de salsa de tomate lista

225 g de repollo, en rodajas finas

350 g de patatas peladas y picadas

1 cebolla grande, finamente picada

2 dientes de ajo machacados

1 cucharada de azúcar moreno

2 cucharaditas de vinagre balsámico

2 cucharaditas de tomillo seco

1 hoja de laurel

sal y pimienta negra recién molida, al gusto

Combine todos los ingredientes excepto la sal y la pimienta en la olla de cocción lenta. Tapar y cocinar a fuego lento durante 6-8 horas. Deseche la hoja de laurel. Espolvorear con sal y pimienta.

Cerdo y chucrut

Esta cazuela de inspiración alemana se sirve mejor en tazones poco profundos y se acompaña con crujientes panecillos de centeno.

para 4 personas

450 g de lomo de cerdo magro deshuesado y en cubos (2 cm)

400 g/14 oz de tomates picados enlatados

450 g de chucrut escurrido

350 g de patatas cerosas, en rodajas finas

1 cebolla grande, finamente picada

1 cucharadita de semillas de comino

120 ml/4 onzas líquidas de crema agria

1 cucharada de maicena

sal y pimienta negra recién molida, al gusto

Combine todos los ingredientes excepto la crema agria, la maicena, la sal y la pimienta en la olla de cocción lenta. Tapar y cocinar a fuego lento durante 6-8 horas. Agregue la crema agria y la maicena combinadas, revolviendo durante 2 a 3 minutos. Espolvorear con sal y pimienta.

Cerdo finlandés con remolacha y fideos

Este plato escandinavo es colorido y delicioso.

para 4 personas

450 g de lomo de cerdo magro deshuesado y en cubos (5 cm)

250 ml/8 onzas líquidas de caldo de res

3 cucharadas de vinagre de manzana

2 cebollas picadas

1½ cucharaditas de crema de rábano picante

½ cucharadita de tomillo seco

450 g de remolacha cocida, picada

2 cucharaditas de maicena

50 ml de agua fría

sal y pimienta negra recién molida, al gusto

225 g de fideos de huevo, cocidos y calientes

En la olla de cocción lenta, combine todos los ingredientes excepto la remolacha, la maicena, el agua, la sal, la pimienta y los fideos. Tapar y cocinar a fuego lento durante 6-8 horas. Agrega los cubos de remolacha, sube el fuego y cocina por 10 minutos. Agregue la harina de maíz y el agua combinadas, revolviendo durante 2 a 3 minutos. Espolvorear con sal y pimienta. Sirva sobre los fideos.

cerdo alemán

Sirva este plato sobre fideos o con gruesas rebanadas de pan de centeno tibio.

para 4 personas

Lomo de cerdo deshuesado 450 g/1 lb, en cubos (2,5 cm/1 pulgada)

250 ml/8 onzas líquidas de sidra

2 cebollas picadas

150 g/5 oz de colinabo, cortado en cubitos

275 g de chucrut, escurrido

350 g de patatas peladas y cortadas en rodajas finas

2 hojas de laurel

1½ cucharadas de azúcar moreno

2 manzanas medianas, peladas y cortadas en rodajas

50 g de guisantes congelados, descongelados

sal y pimienta negra recién molida, al gusto

Combine todos los ingredientes excepto las manzanas, los guisantes, la sal y la pimienta en la olla de cocción lenta. Tape y cocine durante 6 a 8 horas, agregando las manzanas y los guisantes durante los últimos 30 minutos. Deseche las hojas de laurel. Espolvorear con sal y pimienta.

Jamón con judías verdes y garbanzos

Sirva este plato de jamón, legumbres y okra con pan de maíz con pimientos asados.

Servicio 6

12–450 g/1 libra de jamón cocido, cortado en cubitos

400 g/14 oz de tomates enlatados

400 g/14 oz de garbanzos enlatados, escurridos y enjuagados

400 g de guisantes de carita, escurridos y enjuagados

1 cebolla, picada

2 dientes de ajo machacados

1 cucharadita de mejorana seca

1 cucharadita de tomillo seco

¼ cucharadita de salsa tabasco

275 g/10 oz de espinacas congeladas, descongeladas y escurridas

225 g/8 oz de okra, pelada y cortada en trozos

sal y pimienta negra recién molida, al gusto

En la olla de cocción lenta, combine todos los ingredientes excepto las espinacas, la okra, la sal y la pimienta. Tape y cocine a máxima potencia durante 4 a 5 horas, agregando espinacas y okra en los últimos 30 minutos. Espolvorear con sal y pimienta.

Jamón y Pimientos con Polenta

El método de cocción de polenta en microondas elimina la necesidad de revolver constantemente al preparar polenta en la estufa. También puedes hacer esto en una olla de cocción lenta.

para 4 personas

225 g de filete de jamón cortado en cubitos

400 g/14 oz de tomates picados enlatados

½ pimiento verde, picado

½ pimiento rojo, picado

½ pimiento amarillo, picado

1 cebolla, picada

1 diente de ajo, machacado

1 hoja de laurel

1-1½ cucharaditas de condimento de hierbas italianas secas

sal y pimienta negra recién molida, al gusto

polenta para microondas

2 cucharadas de parmesano recién rallado

Combine todos los ingredientes excepto la sal, la pimienta, la polenta para microondas y el queso parmesano en la olla de cocción lenta. Tapar y cocinar a máxima potencia durante 4-5 horas. Deseche la hoja de laurel. Espolvorear con sal y pimienta. Sirva sobre polenta cocida en el microondas y espolvoree con parmesano.

Salchicha Ahumada con Frijoles

Sirva esta abundante cazuela de invierno con pan tibio de suero de leche sobre fideos o arroz.

para 8 personas

450 g de salchicha ahumada en rodajas (2 cm)

2 latas de 400 g de judías rojas, escurridas y enjuagadas

400 g de judías cannellini, escurridas y enjuagadas

2 cajas de 400g de tomates picados

120 ml/4 onzas líquidas de agua

3 cebollas picadas

½ pimiento verde, picado

2 dientes de ajo machacados

½ cucharadita de tomillo seco

½ cucharadita de salvia

1 hoja de laurel

sal y pimienta negra recién molida, al gusto

Combine todos los ingredientes excepto la sal y la pimienta en una olla de cocción lenta de 5,5 cuartos/9½ pinta. Tapar y cocinar a máxima potencia durante 4-5 horas. Deseche la hoja de laurel. Espolvorear con sal y pimienta.

Calabacín con salchicha ahumada

La salchicha ahumada agrega un gran sabor a esta cazuela con trozos y llena de verduras.

para 4 personas

225 g de salchicha ahumada, en rodajas (2 cm)
400 g/14 oz de tomates enlatados
120 ml/4 onzas líquidas de caldo de res
700 g de calabaza u otra calabaza de invierno, pelada, sin semillas y cortada en cubitos (2 cm)
1 cebolla, cortada en rodajas finas
100 g de guisantes congelados, descongelados
sal y pimienta negra recién molida, al gusto
175 g de arroz integral, cocido, caliente (opcional)

Combine todos los ingredientes excepto los guisantes, la sal, la pimienta y el arroz en la olla de cocción lenta. Tape y cocine a fuego alto durante 4 a 6 horas, agregando los guisantes en los últimos 20 minutos. Espolvorear con sal y pimienta. Sirva sobre arroz integral, si lo desea.

Risotto De Salchichas Y Verduras

Puedes utilizar salchichas sin carne para hacer este risotto apto para vegetarianos.

para 4 personas

750ml/1¼ litro de caldo de verduras

1 cebolla pequeña, picada

3 dientes de ajo machacados

75 g/3 oz de champiñones o champiñones, en rodajas

1 cucharadita de romero seco

1 cucharadita de tomillo seco

350 g de arroz arbóreo

175 g de calabaza cortada en cubitos

100 g/4 oz de salchicha italiana cocida

25 g de parmesano recién rallado

sal y pimienta negra recién molida, al gusto

Calienta el caldo en una cacerola pequeña hasta que hierva. Vierta en la olla de cocción lenta. Agregue otros ingredientes excepto parmesano, sal y pimienta. Tape y cocine a fuego alto hasta que el arroz esté al dente y el líquido casi se absorba, aproximadamente 1 hora (tenga cuidado para evitar que el arroz se cocine demasiado). Agrega el queso. Espolvorear con sal y pimienta.

Lasaña De Salchicha

Cuando sacas la lasaña de la olla de cocción lenta, puedes notar que el centro está ligeramente hundido. Se volverá más homogéneo a medida que se enfríe.

Servicio 6

700 g de salsa de tomate y albahaca ya preparada

8 láminas de lasaña cruda

550 g de ricota

275 g de mozzarella rallada

25 g de champiñones salteados en rodajas

25 g de salchicha italiana cocida y desmenuzada

1 huevo

1 cucharadita de albahaca seca

25 g de parmesano recién rallado

Unte 75 g/3 oz de salsa en el fondo de un molde para pan de 23 x 13 cm/9 x 5 cm. Cubra con 1 hoja de lasaña y 75 g/3 oz de ricotta y 40 g/1½ oz de mozzarella. Luego añade la mitad de los champiñones y la mitad de la salchicha. Repita las capas y termine con 75 g/3 oz de salsa encima. Espolvorea con parmesano. Coloque la fuente para asar sobre la rejilla en una olla de cocción lenta de 5.5 cuartos/9½ pinta. Tapar y cocinar a fuego lento durante 4 horas. Retirar el molde y dejar enfriar sobre una rejilla durante 10 minutos.

Estofado de cordero irlandés

Esta sencilla cazuela sazonada es un plato bienvenido en las frías noches de invierno.

Servicio 6

700 g de estofado de cordero magro cortado en cubitos

450 ml/¾ litro de caldo de pollo

2 cebollas, rebanadas

6 patatas, en cuartos

6 zanahorias, en rodajas gruesas

½ cucharadita de tomillo seco

1 hoja de laurel

50 g de guisantes congelados, descongelados

2 cucharadas de maicena

50 ml de agua fría

1-1½ cucharaditas de salsa inglesa

sal y pimienta negra recién molida, al gusto

En la olla de cocción lenta, combine todos los ingredientes excepto los guisantes, la maicena, el agua, la salsa inglesa, la sal y la pimienta. Tapar y cocinar a fuego lento durante 6-8 horas. Agrega los guisantes, aumenta el fuego y cocina por 10 minutos. Agregue la harina de maíz y el agua combinadas, revolviendo durante 2 a 3 minutos. Deseche la hoja de laurel. Sazone con salsa inglesa, sal y pimienta.

Cordero al romero con batatas

La combinación de romero y cordero es clásica, diferente y deliciosa.

para 4 personas

450 g de pierna de cordero deshuesada, limpia y cortada en cubitos

(2 cm)

375 ml de caldo

450 g de batatas, peladas y cortadas en cubos (2 cm)

200 g de judías verdes, cortadas en trozos pequeños

1 cebolla grande, cortada en rodajas finas

1 cucharadita de romero seco

2 hojas de laurel

1-2 cucharadas de maicena

50 ml de agua fría

sal y pimienta negra recién molida, al gusto

Combine todos los ingredientes excepto la maicena, el agua, la sal y la pimienta en la olla de cocción lenta. Tapar y cocinar a fuego lento durante 6-8 horas. Enciende el fuego y cocina por 10 minutos. Agregue la harina de maíz y el agua combinadas, revolviendo durante 2 a 3 minutos. Deseche las hojas de laurel. Espolvorear con sal y pimienta.

Cordero con judías blancas y chorizo

Los frijoles horneados se cocinan a la perfección en la olla de cocción lenta: ¡no es necesario remojarlos ni cocinarlos previamente!

Servicio 6

450 g/1 libra de pierna de cordero deshuesada, cortada en cubos (2,5 cm/1 pulgada)

225 g de judías verdes, canelones o judías verdes secas

450 ml/¾ litro de caldo de pollo

120 ml/4 fl oz de vino blanco seco o caldo de pollo extra

225 g/8 oz de salchicha ahumada, en rodajas (2,5 cm/1 pulgada)

2 cebollas picadas

3 zanahorias, en rodajas gruesas

1 diente de ajo, machacado

¾ cucharadita de romero seco

¾ cucharadita de tomillo seco

1 hoja de laurel

400 g/14 oz de tomates picados enlatados

sal y pimienta negra recién molida

Combine todos los ingredientes excepto los tomates, la sal y la pimienta en una olla de cocción lenta de 5,5 cuartos/9½ pinta. Tape y cocine a fuego lento durante 7 a 8 horas hasta que los frijoles estén tiernos, agregando los tomates en los últimos 30 minutos. Deseche la hoja de laurel. Espolvorear con sal y pimienta.

Codillo de cordero con lentejas

Disfruta de esta rica y deliciosa combinación.

Servicio 6

900 g de pierna de cordero sin grasa

375 ml de caldo de pollo

400 g/14 oz de tomates picados enlatados

75 g de lentejas marrones secas

1 zanahoria, en rodajas

½ pimiento verde, picado

4 cebollas picadas

2 dientes de ajo machacados

2 hojas de laurel

2 cucharaditas de tomillo seco

¼ cucharadita de canela molida

¼ cucharadita de clavo molido

sal y pimienta negra recién molida

65 g de arroz integral, cocido y tibio

Combine todos los ingredientes excepto la sal, la pimienta y el arroz en una olla de cocción lenta de 5,5 cuartos/9½ pinta. Tapar y cocinar a fuego lento durante 6-8 horas. Deseche las hojas de laurel. Retire los muslos de cordero. Retire la carne magra y córtela en trozos pequeños. Regrese la carne a la olla de cocción lenta y sazone con sal y pimienta. Sirva sobre arroz.

cordero con pimienta

Este plato también se puede preparar con 1 o 2 pimientos verdes frescos si lo deseas. También es excelente con rosbif y salsa.

para 4 personas

450 g de paleta de cordero deshuesada, despuntada y cortada en cubitos (2 cm)

2 cajas de 400g de tomates picados

120ml/4oz de caldo de pollo

100 g/4 oz de pimiento verde suave, picado de lata o al gusto

175 g de patatas cortadas en cubitos

175 g de calabacín amarillo o verde o salteado, cortado en cubitos

2 cebollas, rebanadas

50 g de maíz dulce, descongelado si está congelado

1 jalapeño pequeño u otro pimiento medio picante, picado

4 dientes de ajo machacados

1½ cucharaditas de condimento de hierbas italianas secas

2 cucharadas de maicena

50 ml de agua fría

sal y pimienta negra recién molida

Combine todos los ingredientes excepto la maicena, el agua, la sal y la pimienta en la olla de cocción lenta. Tapar y cocinar a fuego lento durante 6-8 horas. Enciende el fuego y cocina por 10 minutos. Agregue la harina de maíz y el agua combinadas, revolviendo durante 2 a 3 minutos. Espolvorear con sal y pimienta.

cordero marroquí

Las pasas, las almendras y los huevos duros aportan una guarnición colorida a este plato.

para 8 personas

900 g de pierna de cordero magra deshuesada y cortada en cubos (2 cm)

250 ml/8 onzas líquidas de caldo de pollo

3 cebollas picadas

275 g de tomates, picados

2 dientes de ajo grandes, machacados

2 cm/¾ de raíz de jengibre fresca picada y finamente rallada

½ cucharadita de canela molida

¼ cucharadita de cúrcuma molida

1 hoja de laurel

50 gramos de pasas

sal y pimienta negra recién molida

25 g de almendras enteras blanqueadas y tostadas

2 huevos cocidos, picados

cilantro fresco picado para decorar

275 g de cuscús o arroz cocido y caliente

Combine todos los ingredientes excepto las pasas, la sal, la pimienta, las almendras, los huevos, el cilantro fresco y el cuscús en una olla de cocción lenta de 5,5 cuartos. Tapar y cocinar a fuego lento durante 6-8 horas, añadiendo las pasas durante los últimos 30 minutos. Desecha la hoja de laurel y sazona con sal y pimienta. Coloque la cazuela en un plato para servir y espolvoree con almendras, huevos duros y cilantro fresco. Sirva sobre cuscús o arroz.

Cordero y Nabo con Cilantro

Condimentado con vino tinto, salvia fresca y cilantro, servido sobre arroz blanco o integral.

para 4 personas

450 g/1 libra de pierna de cordero deshuesada, despuntada y
cortada en cubitos (2,5 cm/1 pulgada)

250 ml/8 onzas líquidas de jugo de tomate

120ml/4 fl oz de vino tinto seco

350 g de patatas picadas

275 g de hojas de nabo, picadas

1 cebolla, picada

3 dientes de ajo grandes, machacados

1 cucharada de salvia fresca o 1 cucharadita de salvia seca

sal y pimienta negra recién molida

25 g de cilantro fresco picado

Combine todos los ingredientes excepto la sal, la pimienta y el cilantro fresco en la olla de cocción lenta. Tapar y cocinar a fuego lento durante 6-8 horas. Espolvorear con sal y pimienta. Agrega cilantro fresco.

Tagine de cordero y verduras

Disfrute de los fragantes sabores de la cocina marroquí. Sirva con pan de pita tibio.

Servicio 6

450 g de cordero o ternera magra, en cubos

2 cajas de 400g de tomates picados

400 g/14 oz de garbanzos enlatados, escurridos y enjuagados

200 g de judías verdes partidas por la mitad

175 g de calabaza picada

150 g/5 oz de hojas de nabo, picadas

1 cebolla, picada

1 tallo de apio, rebanado

1 zanahoria, en rodajas

1 cm/½ pieza de raíz de jengibre fresca, finamente rallada

1 diente de ajo, machacado

1 rama de canela

2 cucharaditas de pimiento rojo

2 cucharaditas de comino molido

2 cucharaditas de cilantro molido

175 g/6 oz de ciruelas pasas, sin hueso

40 g de aceitunas negras pequeñas sin hueso

sal y pimienta negra recién molida

250 g de cuscús, cocido, tibio

Combine todos los ingredientes excepto las ciruelas pasas, las aceitunas, la sal, la pimienta y el cuscús en una olla de cocción lenta de 5,5 cuartos. Tape y cocine a fuego lento durante 6-8 horas, agregando las ciruelas pasas y las aceitunas durante los últimos 30 minutos. Espolvorear con sal y pimienta. Sirva sobre cuscús.

cordero de Marrakech

Si lo deseas, puedes sustituir tres latas de 400g de alubias blancas o cannellini en lugar de alubias secas.

para 8 personas

900 g/2 libras de pierna de cordero magra deshuesada, cortada en cubos (2,5 cm/1 pulgada)
750ml/1¼ pinta de caldo de pollo
100 g/4 oz de frijoles blancos o cannellini secos
100 g/4 oz de champiñones portobello o de gorra marrón, picados en trozos grandes
1 zanahoria, en rodajas
1 cebolla, rebanada
3 dientes de ajo grandes, machacados
1 cucharadita de comino molido
1 cucharadita de tomillo seco
2 hojas de laurel
1 pimiento rojo asado grande, en rodajas, de lata
225 g de hojas tiernas de espinaca
120ml/4 fl oz de vino blanco seco
2 cucharadas de maicena
sal y pimienta negra recién molida, al gusto
275 g de cuscús o arroz cocido y caliente

Combine todos los ingredientes excepto los pimientos asados, las espinacas, el vino, la maicena, la sal, la pimienta y el cuscús en una olla de cocción lenta de 5,5 cuartos. Tape y cocine a fuego lento durante 7 a 8 horas hasta que los frijoles estén tiernos. Agrega los pimientos asados y las espinacas, aumenta el fuego y cocina por 10 minutos. Agregue el vino combinado y la maicena, revuelva hasta que espese, de 2 a 3 minutos. Deseche las hojas de laurel. Espolvorear con sal y pimienta. Sirva sobre cuscús o arroz.

cordero biriani

Este plato tradicional indio de carne y arroz también se puede preparar con pollo o ternera.

para 4 personas

450 g de pierna de cordero magra deshuesada y cortada en cubos (2 cm)

250 ml/8 onzas líquidas de caldo de pollo

4 cebollas picadas

1 diente de ajo, machacado

1 cucharadita de cilantro molido

1 cucharadita de jengibre molido

½ cucharadita de pimienta molida

¼ cucharadita de canela molida

¼ cucharadita de clavo molido

175 ml/6 onzas líquidas de yogur natural

1 cucharada de maicena

sal y pimienta negra recién molida, al gusto

175 g de arroz basmati o jazmín, cocido y caliente

Combine todos los ingredientes excepto el yogur, la maicena, la sal, la pimienta y el arroz en la olla de cocción lenta. Tapar y cocinar a fuego lento durante 6-8 horas. Agregue la combinación de yogur y almidón de maíz, revolviendo durante 2-3 minutos. Espolvorear con sal y pimienta. Sirva sobre arroz.

gulash de dos carnes

La combinación de comino y semillas de hinojo resalta el sabor
tradicional del pimiento rojo en este gulash único.

para 8 personas

450 g de lomo de ternera magro o frito, en cubos (2 cm)

450 g de lomo de cerdo magro cortado en cubitos (2 cm)

120 ml/4 onzas líquidas de caldo de res

400 g/14 oz de tomates picados enlatados

2 cucharadas de puré de tomate

100 g/4 oz de champiñones pequeños, cortados por la mitad

3 cebollas picadas

2 dientes de ajo machacados

2 cucharadas de pimiento rojo

½ cucharadita de semillas de comino molidas

½ cucharadita de semillas de hinojo molidas

2 hojas de laurel

120 ml/4 onzas líquidas de crema agria

2 cucharadas de maicena

sal y pimienta negra recién molida, al gusto

450 g de fideos cocidos y calientes

En la olla de cocción lenta, combine todos los ingredientes excepto la crema agria, la maicena, la sal, la pimienta y los fideos. Tapar y cocinar a fuego lento durante 6-8 horas. Agregue la crema agria y la maicena combinadas, revolviendo durante 2 a 3 minutos. Deseche las hojas de laurel. Espolvorear con sal y pimienta. Sirva sobre los fideos.

Pollo y Cerdo Doble con Champiñones

Solo unos pocos hongos shiitake agregan un sabor sabroso y distintivo que realza esta cazuela de cerdo, pollo y champiñones.

Servicio 6

120 ml/4 onzas líquidas de agua hirviendo

3 hongos shiitake secos

350 g de lomo de cerdo deshuesado y en cubos (2 cm)

350 g/12 oz de filete de pechuga de pollo, en cubos (2 cm)

120ml/4 fl oz de vino blanco seco

120ml/4oz de caldo de pollo

100 g/4 oz de champiñones pequeños de color marrón o blanco, cortados por la mitad

2 cebollas picadas

1/2 cucharadita de semillas de hinojo, ligeramente trituradas

sal y pimienta negra recién molida, al gusto

225 g de arroz integral o blanco, cocido, caliente

Vierta agua hirviendo sobre los champiñones secos en un tazón pequeño. Deje reposar hasta que los champiñones se ablanden, de 5 a 10 minutos. Escurrir, reservar líquido. Filtrar el líquido. Cortar los champiñones en tiras finas, desechar el centro duro.

En la olla de cocción lenta, combine los champiñones secos, el líquido reservado y los ingredientes restantes, excepto la sal, la pimienta y el arroz. Tapar y cocinar a fuego lento durante 6-8 horas. Espolvorear con sal y pimienta. Sirva sobre arroz.

guiso de carelia

La pimienta de Jamaica da sabor sutilmente a la carne de res, cerdo y cordero en este plato finlandés. Sirva sobre arroz o fideos cocidos, si lo desea.

para 12 personas

450 g/1 libra de lomo o bistec braseado, en cubos (2,5 cm/1 pulgada)
450 g/1 libra de cordero magro, en cubos (2,5 cm/1 pulgada)
450 g/1 libra de lomo de cerdo, en cubos (2,5 cm/1 pulgada)
450 ml/¾ pinta de caldo de res
4 cebollas, en rodajas finas
½ cucharadita de pimienta de Jamaica molida
2 hojas de laurel
sal y pimienta negra recién molida, al gusto
15 g de perejil, finamente picado

Combine todos los ingredientes excepto la sal, la pimienta y el perejil en una olla de cocción lenta de 5,5 cuartos. Tapar y cocinar a fuego lento durante 6-8 horas. Deseche las hojas de laurel. Sazone al gusto con sal y pimienta y agregue el perejil.

Cordero y ternera al coñac

Los sabores de dos carnes, vino y coñac, se combinan de manera única en este elegante plato.

Servicio 6

450 g de solomillo de ternera o rosbif, en cubos (2 cm)
450 g de pierna de cordero en cubos (2 cm)
120 ml/4 onzas líquidas de caldo de res
120ml/4 fl oz de vino blanco seco o caldo
3 cucharadas de coñac
450 g de zanahorias baby
½ cucharadita de canela molida
¼ cucharadita de maza molida
225 g/8 oz de cebolletas o chalotes
350 g/12 oz de floretes pequeños de brócoli
sal y pimienta negra recién molida, al gusto

En la olla de cocción lenta, combine todos los ingredientes excepto las cebolletas, el brócoli, la sal y la pimienta. Cierre la tapa y cocine durante 6-8 horas, agregando cebolletas en las últimas 2 horas y brócoli en los últimos 30 minutos. Espolvorear con sal y pimienta.

Gulash de ternera, cerdo y pollo

Los jugos de tres tipos de carne, aromatizados con comino y eneldo y mezclados con una cremosa salsa de tomate, crean un sabor extraordinario.

para 8 personas

350 g/12 oz de solomillo o braseado, en cubos (2 cm/in)

350 g de lomo de cerdo en cubos (2 cm)

350 g/12 oz de filete de pechuga de pollo, en cubos (2 cm)

250 ml/8 onzas líquidas de caldo de res

50 ml de puré de tomate

3 tomates grandes, picados en trozos grandes

225 g de champiñones en rodajas

4 cebolletas, cortadas en rodajas finas

1 cebolla, picada

1 cucharada de pimiento rojo

¾ cucharadita de semillas de comino, trituradas

½ cucharadita de eneldo seco

175 ml/6 onzas líquidas de crema agria

3 cucharadas de harina de maíz

sal y pimienta negra recién molida, al gusto

450 g de fideos cocidos y calientes

Combine todos los ingredientes excepto la crema agria, la maicena, la sal, la pimienta y los fideos en una olla de cocción lenta de 5,5 cuartos. Tapar y cocinar a fuego lento durante 6-8 horas. Agregue la crema agria y la maicena combinadas, revolviendo hasta que espese, de 2 a 3 minutos. Espolvorear con sal y pimienta. Sirva sobre los fideos.

risotto de pollo

Es necesario utilizar queso Asiago sazonado para rallarlo. Es muy similar al queso parmesano y romano, puedes usar cualquiera de los dos si te resulta más conveniente.

para 4 personas

750ml/1¼ litro de caldo de verduras

1 cebolla pequeña, picada

3 dientes de ajo machacados

1 tomate, picado

350 g de arroz arbóreo

1 cucharadita de mejorana seca

200 g/7 oz de pechuga de pollo cocida picada

225 g/8 oz de petits pois congelados, descongelados

50 g de queso Asiago recién rallado

sal y pimienta negra recién molida, al gusto

Calienta el caldo en una cacerola pequeña hasta que hierva. Vierta en la olla de cocción lenta. Agregue los ingredientes restantes excepto el pollo, los guisantes, el queso Asiago, la sal y la pimienta. Tape y cocine a fuego alto hasta que el arroz esté al dente y el líquido casi se absorba, aproximadamente 1¼ horas, agregando el pollo y los guisantes en los últimos 15 minutos (observe de cerca para ver si el arroz está demasiado cocido). Agrega el queso. Espolvorear con sal y pimienta.

Pollo frito con salsa de arándanos y naranja

Usar un termómetro para carnes asegura que el pollo esté bien cocido y tierno para un corte perfecto. La receta de arándanos y naranja es una gran cantidad.

Servicio 6

1 pollo entero, aproximadamente 1,5 kg/3 lb
Pimiento rojo
sal y pimienta negra recién molida, al gusto
120ml/4oz de caldo de pollo
¼ de cantidad Sabor Arándano y Naranja

Haga mangos de aluminio y colóquelos en la olla de cocción lenta. Espolvorea ligeramente el pollo con pimentón, sal y pimienta. Inserte un termómetro para carnes con la punta en la parte más gruesa de la parte interna del muslo y sin tocar el hueso. Coloca el pollo en la olla de cocción lenta. Agrega el caldo. Tapar y cocinar a fuego lento hasta que el termómetro marque 80ºC, 4-5 horas. Retire el pollo usando las manijas de papel de aluminio. Colóquelo en una fuente para servir y cúbralo sin apretar con papel de aluminio. Reserva el caldo para sopa u otro uso. Sirve el pollo con salsa de arándanos y naranja.

sabor a arándano y naranja

Se conserva bien en el frigorífico durante unas semanas.

para 18 personas

5 naranjas grandes

250 ml/8 onzas líquidas de agua

700 g de azúcar granulada

350 gramos de arándanos

50 g de nueces picadas en trozos grandes

Ralla la piel de 3 naranjas. Reservado. Pelar las naranjas y cortarlas en rodajas. Combine todos los ingredientes en la olla de cocción lenta. Tapar y cocinar a fuego lento durante 6-7 horas. Si se desea una consistencia más espesa se cocina sin tapar hasta que espese.

puré de patatas de verdad

Rico y esponjoso: ¡puré de papas como probablemente nunca antes lo hayas probado!

Servicio 6

900 g de patatas harinosas, peladas y cocidas, calientes
75 ml/2½ fl oz de leche semidesnatada
75 ml/2½ onzas líquidas de crema agria
2 cucharadas de mantequilla o margarina
sal y pimienta negra recién molida, al gusto

Triture o bata las patatas hasta que quede suave, agregue la leche, la crema agria y la mantequilla o margarina. Espolvorear con sal y pimienta.

Pollo frito con puré de patatas y salsa

Combine este pollo húmedo y perfectamente cocido con brócoli al vapor, zanahorias y patatas con crema.

1 pollo entero, aproximadamente 1,5 kg/3 lb

Pimiento rojo

sal y pimienta negra recién molida, al gusto

120 ml/4 fl oz de caldo de pollo o agua

25g/1oz 00 harina

120 ml/4 onzas líquidas de agua

Puré de patatas (ver arriba)

Haga mangos de aluminio y colóquelos en la olla de cocción lenta. Espolvorea ligeramente el pollo con pimentón, sal y pimienta. Inserte un termómetro para carnes con la punta en la parte más gruesa de la parte interna del muslo y sin tocar el hueso. Coloca el pollo en la olla de cocción lenta. Agrega el caldo. Tapar y cocinar a fuego lento hasta que el termómetro marque 80ºC, 4-5 horas.

Retire el pollo usando las manijas de papel de aluminio. Colóquelo en una fuente para servir y cúbralo sin apretar con papel de aluminio.

Vierta el caldo en una taza medidora. Vierta el aceite. Verter 450 ml de caldo en un cazo y llevar a ebullición. Batir la harina y el agua combinadas, revolviendo hasta que espese, aproximadamente 1 minuto. Espolvorear con sal y pimienta. Sirve el pollo con puré de papa y salsa.

Curry verde tailandés de pollo y frijoles

Las pastas de curry tailandés en frascos son una adición muy útil a su despensa, lo que la convierte en una receta deliciosa de Carolyn Humphries.

para 4 personas

un puñado de cebollas picadas congeladas o 1 cebolleta o 4

cebolletas picadas

10 ml/2 cucharaditas de mantequilla blanda

450 g de carne de pollo cortada en cubitos

200 g de judías verdes congeladas, cortadas en trozos pequeños

Lata de 400 g/14 oz de leche de coco

45 ml/3 cucharadas de pasta de curry verde tailandés

5 ml/1 cucharadita de limoncillo de un frasco

1 cucharada de salsa de pescado tailandesa

sal y pimienta negra recién molida

fideos de arroz o huevo para servir

unas cebolletas secas para decorar

En la olla de cocción lenta, combine la cebolla con la mantequilla. Agrega el pollo y los frijoles y unta. Mezcle la leche de coco con pasta de curry, limoncillo y salsa de pescado. Vierta el pollo y los frijoles encima. Tape y cocine a temperatura alta durante 3 horas o a temperatura baja durante 6 horas hasta que esté muy tierno. Pruebe y sazone si es necesario. Servir con una cucharada de arroz o fideos de huevo y espolvorear con cebollino seco.

Pechuga de pollo con verduras picantes

La naranja, el romero y el hinojo acentúan esta tierna pechuga de pollo.

para 4 personas

4 filetes de pechuga de pollo sin piel, de unos 175 g cada uno

12 zanahorias pequeñas

8 patatas blandas pequeñas, cortadas en cuartos

225 g de champiñones de sombrero blanco o marrón, cortados en cuartos

3 dientes de ajo, en rodajas finas

1-2 cucharaditas de piel de naranja rallada

1 cucharadita de semillas de hinojo picadas

1 cucharadita de romero seco

1 hoja de laurel

120ml/4 fl oz de caldo de pollo o jugo de naranja

120 ml/4 fl oz de vino blanco seco o caldo de pollo extra

2 cucharadas de licor de naranja (opcional)

1 cucharada de maicena

2 cucharadas de agua

sal y pimienta negra recién molida, al gusto

Coloque todos los ingredientes excepto la maicena, el agua, la sal y la pimienta en la olla de cocción lenta. Tapar y cocinar a fuego lento durante 6-8 horas.

Coloque el pollo y las verduras en una fuente para servir y manténgalos calientes. Mida 450 ml/¾ pinta de caldo en una cacerola pequeña. Batir la harina de maíz y el agua combinadas hasta que espese, aproximadamente 1 minuto. Espolvorear con sal y pimienta. Sirve la salsa sobre las verduras y la pechuga de pollo.

pollo al jerez

Un platillo delicioso para comidas amenas o especiales en familia. Sirva sobre arroz aromático para absorber los deliciosos jugos.

para 4 personas

50 ml/2 onzas líquidas de jerez seco

175 g/6 oz de pasas

4 filetes de pechuga de pollo sin piel, de unos 175 g cada uno

50 g de nueces picadas en trozos grandes

1 tarta de manzana para hornear, pelada y picada

1 cebolla morada pequeña, cortada en rodajas

2 dientes de ajo machacados

250 ml/8 onzas líquidas de caldo de pollo

sal y pimienta negra recién molida, al gusto

Vierta el jerez sobre las pasas en un bol. Déjalo reposar durante 15-30 minutos. Colóquelo en una olla de cocción lenta con todos los demás ingredientes excepto la sal y la pimienta. Tape y cocine a máxima potencia o hasta que el pollo esté tierno, de 3 a 4 horas. Espolvorear con sal y pimienta.

Pollo Salado Y Arroz

Esta es una excelente manera de utilizar pollo precocido o sobrantes, así como carne de cerdo o ternera, sugiere Catherine Atkinson.

para 4 personas

4 cebolletas, cortadas en rodajas

158

200 g/7 oz de tomates enlatados cortados en cubitos

175 ml/6 fl oz de caldo de pollo o verduras caliente

½ pimiento rojo, sin semillas y picado, o 50 g de pimientos mixtos en rodajas, congelados y descongelados

una pizca de hierbas secas mixtas

75 g de arroz de grano largo fácil de cocinar

sal y pimienta negra recién molida

75 g/3 oz de pollo cocido picado en trozos grandes

Pon las cebolletas en la cazuela de cerámica. Vierte los tomates y luego el agua por encima. Cierra la tapa y enciende la olla de cocción lenta a temperatura Alta. Déjalo reposar unos minutos mientras mides y preparas el resto de los ingredientes. Agregue el pimiento morrón picado y las hierbas y luego espolvoree sobre el arroz. Sazone con sal y pimienta y mezcle nuevamente. Tape y cocine durante 50-60 minutos o hasta que el arroz esté tierno y haya absorbido la mayor parte del líquido. Agregue el pollo y cocine por otros 10 minutos para calentarlo antes de servir.

Pollo Mediterráneo

Las pechugas de pollo se adornan con hinojo, calabacín y aceitunas en una salsa a base de tomate.

para 4 personas

4 filetes de pechuga de pollo sin piel, de unos 175 g cada uno

400 g/14 oz de tomates picados enlatados

120ml/4oz de caldo de pollo

120 ml/4 fl oz de vino blanco seco o caldo de pollo extra

1 calabacín, en rodajas

2 cebollas pequeñas, picadas

1 hinojo, rebanado

1 cucharadita de tomillo seco

1 hoja de laurel

40 g de aceitunas Kalamata deshuesadas y en rodajas

1-2 cucharaditas de jugo de limón

sal y pimienta negra recién molida, al gusto

75 g de arroz cocido y caliente

Coloque todos los ingredientes excepto las aceitunas, el jugo de limón, la sal, la pimienta y el arroz en la olla de cocción lenta. Tapar y cocinar a fuego lento durante 6-8 horas, añadiendo las aceitunas en los últimos 30 minutos. Sazone con jugo de limón, sal y pimienta. Deseche la hoja de laurel. Sirve la mezcla de pollo y tomate sobre arroz.

Pollo Indonesio Con Calabacín

La leche de coco, la raíz de jengibre fresca, el ajo, el cilantro fresco y el comino forman una salsa aromática para pollo.

Servicio 6

3 pechugas de pollo grandes sin piel, de 175 a 225 g cada una, cortadas por la mitad

Leche de coco 400g/14oz

50ml/2 onzas líquidas de agua

50ml/2 onzas líquidas de jugo de limón

1 cebolla, finamente picada

1 diente de ajo, machacado

7,5 cm/3 pulgadas de raíz de jengibre fresca, finamente rallada o 2

cucharaditas de jengibre molido

2 cucharaditas de cilantro molido

1 cucharadita de comino molido

450 g de calabacín, cortado por la mitad a lo largo, sin semillas y en

rodajas

1 cucharada de maicena

2 cucharadas de agua

15 g de cilantro fresco picado

sal y pimienta negra recién molida, al gusto

100 g de arroz, cocido, caliente

Coloque todos los ingredientes excepto el calabacín, la maicena, 2 cucharadas de agua, el cilantro fresco, la sal, la pimienta y el arroz en la olla de cocción lenta. Tape y cocine a fuego lento durante 3½ a 4 horas, agregando el calabacín durante los últimos 30 minutos. Retire las pechugas de pollo y manténgalas calientes. Enciende el fuego y cocina por 10 minutos. Agregue la harina de maíz combinada y 2 cucharadas de agua, revolviendo durante 2 a 3 minutos. Agrega cilantro fresco. Espolvorear con sal y pimienta. Sirve el pollo y coloca el arroz en tazones poco profundos.

Pechuga De Pollo Con Higos

Los higos y el jugo de naranja, enriquecidos con salsa de soja y jerez, complementan la tierna pechuga de pollo.

para 4 personas

4 filetes de pechuga de pollo sin piel (de unos 175 g cada uno)
8 higos secos, cortados en cuartos

2 cucharadas de salsa de soja

2 cucharadas de jerez seco

175ml/6oz de jugo de naranja

Piel rallada de 1 naranja

2 cucharadas de maicena

2 cucharadas de agua

2 cucharadas de miel

sal y pimienta negra recién molida, al gusto

75 g de arroz cocido y caliente

Coloque todos los ingredientes excepto la maicena, el agua, la miel, la sal, la pimienta y el arroz en la olla de cocción lenta. Tapar y cocinar a máxima potencia durante 4-6 horas. Retire el pollo y manténgalo caliente. Enciende el fuego y cocina por 10 minutos. Agrega la harina de maíz, el agua y la miel, revolviendo durante 2-3 minutos. Espolvorear con sal y pimienta. Sirva la pechuga de pollo y la salsa sobre arroz.

Plato De Pollo Con Salsa

La salsa de mole fácil se elabora con frijoles chili enlatados.

para 4 personas

Salsa de mole (ver más abajo)

4 filetes de pechuga de pollo sin piel, de unos 100 g cada uno

175 g de arroz cocido y caliente

cilantro fresco picado para decorar

120 ml/4 onzas líquidas de crema agria

Vierta la mitad de la salsa de mole en la olla de cocción lenta. Cubra con las pechugas de pollo y la salsa restante. Tapar y cocinar a fuego lento durante 4-6 horas. Vierta sobre el arroz. Espolvorea generosamente con cilantro fresco y sirve con crema agria.

salsa de mole

Esta receta está clasificada como apta para vegetarianos, pero asegúrese de usar salsa Worcestershire vegetariana si eso es importante para usted (algunas no lo son).

para 4 personas

400g/14oz de frijoles con salsa de pimiento picante y licor
1 cebolla, picada en trozos grandes
2 dientes de ajo
50 g de salsa de tomate lista

1 cucharada de salsa inglesa

½ cucharadita de canela molida

15 g/½ oz de chocolate amargo, finamente picado

25 g/1 oz de almendras laminadas

Procese todos los ingredientes en un procesador de alimentos hasta que quede suave.

Canapé De Pollo

Pechuga de pollo y brócoli cocinados en una deliciosa salsa.

Servicio 6

Diván de salsa (ver más abajo)

6 filetes de pechuga de pollo sin piel, de aproximadamente 4 oz/100 g cada uno, cortados por la mitad

500 g de floretes de brócoli y tallos cortados en rodajas

100 g de arroz integral, cocido, caliente

parmesano recién rallado y pimiento rojo para decorar

Vierta un tercio de Sauce Divan en la olla de cocción lenta. Cubrir con el pollo y la salsa restante. Tape y cocine a fuego lento durante 4 a 5 horas, agregando el brócoli durante los últimos 30 minutos. Vierta sobre el arroz. Espolvorea con parmesano y pimentón.

sofá de salsa

Rica salsa con sabor a jerez.

PARA 600ML/1PINTA

3 cucharadas de mantequilla o margarina
25g/1oz 00 harina
600ml/1 litro de nata o leche entera
50 ml/2 onzas líquidas de jerez seco
sal y pimienta negra recién molida, al gusto

Derrita la mantequilla o margarina en una sartén mediana. Agrega la harina y cocina durante 1-2 minutos. Agregue la crema o la leche y hierva, revolviendo, hasta que espese, aproximadamente 1 minuto. Incorporar la tira. Espolvorear con sal y pimienta.

Cazuela De Pollo Fácil

Este plato se puede preparar fácilmente con ingredientes enlatados y congelados adecuados.

para 4 personas

Lata de 300g/11oz de Crema de Pollo Condensada
300ml/½ litro de leche semidesnatada
250 ml/8 onzas líquidas de agua
450 g de pechuga de pollo deshuesada y sin piel, en cubos (2 cm)
2 cebollas, rebanadas
275 g/10 oz de vegetales mixtos congelados, descongelados
2 cucharadas de maicena

50ml/2 onzas líquidas de agua
sal y pimienta negra recién molida, al gusto

Combine la sopa, la leche y el agua en una olla de cocción lenta. Agrega el pollo y la cebolla y mezcla. Tape y cocine a fuego lento durante 5-6 horas, agregando verduras mixtas en los últimos 20 minutos. Enciende el fuego y cocina por 10 minutos. Agregue la harina de maíz y el agua combinadas, revolviendo durante 2 a 3 minutos. Espolvorear con sal y pimienta.

chile de pollo con pimiento rojo

Sencilla y llena de sabor y color, también puedes servir esta receta de Carolyn Humphries con arroz, puré de patatas esponjoso o cuscús.

para 4 personas

2 cucharadas de maicena
sal y pimienta negra recién molida
4 pechugas de pollo sin piel
2 puñados de pimientos morrones mixtos congelados en rodajas o 1 pimiento rojo y 1 verde, en rodajas
65 g de pimiento ya cortado
400 g/14 oz de tomates enlatados cortados en cubitos
4 cucharadas de vino blanco seco
1 cucharada de puré de tomate
5 ml/1 cucharadita de azúcar granulada

1,5 ml/¼ cucharadita de pimiento rojo triturado seco o pimiento

rojo triturado de un frasco

5ml/1 cucharadita de ajo picado de un tarro o 1 diente de ajo picado

2,5 ml/½ cucharadita de tomillo seco

2,5 ml/½ cucharadita de pimienta de Jamaica

Fideos de cinta y ensalada verde para servir.

En la olla de cocción lenta, combine la maicena con un poco de sal y pimienta. Agrega el pollo y voltéalo para cubrirlo por completo. Agregue todos los demás ingredientes y mezcle bien. Tape y cocine a temperatura alta durante 3 horas o a temperatura baja durante 6 horas hasta que el pollo esté muy tierno. Probar y reajustar si es necesario. Sirva sobre los fideos con una ensalada verde crujiente.

pollo del pueblo

Esta cazuela picante calienta maravillosamente una noche de otoño o invierno.

Servicio 6

700 g de filete de pechuga de pollo sin piel y en cubos (2,5 cm)

250 ml/8 onzas líquidas de caldo de pollo

175 g/6 oz de puré de tomate

225 g de col rizada, picada en trozos grandes

2 cebollas picadas

1 pimiento verde, picado

2 dientes de ajo grandes, machacados

1 hoja de laurel

1 cucharada de jugo de limón

1 cucharada de salsa inglesa

1 cucharada de azúcar

2 cucharaditas de albahaca seca

2 cucharaditas de mostaza Dijon

3-4 gotas de salsa Tabasco

sal y pimienta negra recién molida, al gusto

100 g de arroz, cocido, caliente

Combine todos los ingredientes excepto la sal, la pimienta y el arroz en la olla de cocción lenta. Tapar y cocinar a fuego lento durante 6-8 horas. Deseche la hoja de laurel. Espolvorear con sal y pimienta. Sirva sobre arroz.

Pollo con frijoles y garbanzos

Los garbanzos y frijoles enlatados se combinan con pollo en una cazuela picante y picante.

para 8 personas

275 g de pechuga de pollo sin piel y cortada en cubitos

2 latas de 400g de Frijoles Horneados o Cerdo y Frijoles

400 g/14 oz de garbanzos enlatados, escurridos y enjuagados

400 g/14 oz de tomates picados enlatados

1 cebolla grande, picada

1 pimiento rojo, picado

2 dientes de ajo machacados

2-3 cucharaditas de chile

¾ cucharadita de tomillo seco

sal y pimienta negra recién molida, al gusto

Combine todos los ingredientes excepto la sal y la pimienta en la olla de cocción lenta. Tapar y cocinar a máxima potencia durante 4-5 horas. Espolvorear con sal y pimienta.

Patatas Dulces Con Pollo

También queda delicioso una cazuela a base de patatas o un maridaje de patata y boniato.

para 4 personas

450 g de filete de pechuga de pollo sin piel, en cubos (2,5 cm)

375 ml de caldo de pollo

350 g de batatas, peladas y cortadas en cubos (2 cm)

1 pimiento verde grande, en rodajas

2-3 cucharaditas de chile

½ cucharadita de ajo en polvo

2 cucharadas de maicena

50ml/2 onzas líquidas de agua

sal y pimienta negra recién molida, al gusto

Combine todos los ingredientes excepto la maicena, el agua, la sal y la pimienta en la olla de cocción lenta. Tapar y cocinar a máxima potencia durante 4-5 horas. Agregue la harina de maíz y el agua combinadas, revolviendo durante 2 a 3 minutos. Espolvorear con sal y pimienta.

Cazuela De Pollo Y Puré De Patatas

Un delicioso puré de papas realzado con queso cubre esta abundante cazuela. Las patatas se pueden preparar con un día de antelación y guardarlas tapadas en el frigorífico.

para 4 personas

450 g de filete de pechuga de pollo sin piel y en cubos (2 cm)
250 ml/8 onzas líquidas de caldo de pollo
1 cebolla, picada
2 zanahorias pequeñas, en rodajas
1 tallo de apio
75 g de champiñones en rodajas
½ cucharadita de romero seco
½ cucharadita de tomillo seco
50 g/2 oz de petits pois congelados, descongelados
1-2 cucharadas de maicena
3-4 cucharadas de agua fría
sal y pimienta negra recién molida, al gusto
½ cantidad de puré de papa real

1 yema de huevo

50 g de queso cheddar rallado

1-2 cucharadas de mantequilla o margarina derretida

Combine el pollo, el caldo, la cebolla, las zanahorias, el apio, los champiñones y las hierbas en la olla de cocción lenta. Tapar y cocinar a fuego lento durante 6-8 horas. Agrega los guisantes, aumenta el fuego y cocina por 10 minutos. Agregue la harina de maíz y el agua combinadas, revolviendo durante 2 a 3 minutos. Espolvorear con sal y pimienta.

Mientras se cocina la cazuela, prepare auténtico puré de patatas mezclando yemas de huevo y queso. Extienda la mezcla de papa en cuatro montículos sobre una bandeja para hornear engrasada y refrigere, tapado, hasta que se enfríe, aproximadamente 30 minutos. Sazone las patatas con mantequilla o margarina. Hornear a 220°C/gas 7/horno ventilado a 200°C durante unos 15 minutos hasta que se doren. Cubra la cazuela con las patatas.

Pollo relleno asado a fuego lento

Carolyn Humphries recomienda hornear el pollo en un horno muy caliente durante 30 minutos para que se dore la piel.

para 4 personas

Paquete de 85 g/3½ oz de relleno de salvia y cebolla o salchicha y tomillo

un puñado de pasas

aceite de girasol para lubricación

1 pollo listo para horno, aproximadamente 1,5 kg/3 lb

5 ml/1 cucharadita de salsa de soja

300 ml/½ litro de caldo de pollo caliente

45 ml/3 cucharadas 00 de harina

45 ml/3 cucharadas de agua

sal y pimienta negra recién molida

Prepare el relleno con agua hirviendo como se indica en el paquete y agregue las pasas. Use un poco para rellenar el extremo del cuello del ave y asegure el colgajo de piel con una brocheta. Coloque el relleno restante sobre papel encerado y dóblelo formando un paquete. Coloque una hoja de papel de aluminio de doble grosor en la olla de cocción lenta de modo que cubra los lados de la sartén (para permitir retirar fácilmente el ave después de cocinarla).

Cepille el papel de aluminio con aceite. Coloque el ave sobre papel de aluminio en la olla de cocción lenta y unte con salsa de soja. Coloque el paquete de papel de aluminio al final de la pierna. Vierta agua hirviendo a su alrededor. Tape y cocine a temperatura alta durante 2 a 3 horas o a temperatura baja durante 4 a 6 horas hasta que el ave esté bien cocida y los jugos salgan claros al pincharlos en la parte más gruesa del muslo.

Con papel de aluminio, levante el ave de la olla y transfiérala a la bandeja para hornear (aún sobre el papel de aluminio). Hornear en horno precalentado a 230°C/gas 8/horno ventilador a 210°C durante 30 minutos hasta que estén dorados y crujientes. Retirar del horno y dejar reposar durante 10 minutos antes de cortar. Mientras tanto, mezcle la harina y el agua en una olla. Combine el agua de cocción de la olla de cocción lenta, hierva y cocine, revolviendo, durante 2 minutos. Sazone al gusto si es necesario. Corta el ave y sírvela con salsa, relleno y tus guarniciones habituales.

pollo y champiñones

Sirva esta tarta picante con rebanadas de pan parmesano tibio.

para 4 personas

450 g de filete de pechuga de pollo sin piel y en cubos (2 cm)

250 ml/8 onzas líquidas de caldo de pollo

175 g/6 oz de puré de tomate

1 cucharada de salsa inglesa

225 g de champiñones, en rodajas gruesas

1 cebolla grande, picada

2 dientes de ajo machacados

2 zanahorias grandes, ralladas gruesas

1 hoja de laurel

1 cucharadita de condimento de hierbas italianas secas

¼ cucharadita de mostaza seca en polvo

1-2 cucharadas de maicena

2-4 cucharadas de agua

sal y pimienta negra recién molida

225 g de espaguetis, cocidos y calientes

En la olla de cocción lenta, combine todos los ingredientes excepto la maicena, el agua, la sal, la pimienta y los espaguetis. Tapar y cocinar a máxima potencia durante 4-6 horas. Agregue la harina de maíz y el agua combinadas, revolviendo durante 2 a 3 minutos. Deseche la hoja de laurel. Espolvorear con sal y pimienta. Sirva sobre espaguetis.

Pollo y Champiñones Silvestres

Los hongos cultivados silvestres o exóticos son de temporada, pero vale la pena comprarlos cuando estén disponibles para preparar dichos platos.

para 4 personas

450 g de pechuga de pollo sin piel y cortada en cubitos
120ml/4oz de caldo de pollo
120 ml/4 fl oz de vino blanco seco o caldo de pollo extra
225 g de champiñones silvestres variados, picados en trozos grandes
2 cebolletas, cortadas en rodajas finas
1 puerro pequeño (solo la parte blanca), cortado en rodajas finas
1 cucharada de alcaparras escurridas
1-2 cucharadas de maicena
2-4 cucharadas de agua
sal y pimienta negra recién molida
75 g de arroz integral, cocido, caliente

Combine todos los ingredientes excepto las alcaparras, la maicena, el agua, la sal, la pimienta y el arroz en la olla de cocción lenta. Tapar y cocinar a fuego lento durante 6-8 horas. Agrega las alcaparras, aumenta el fuego y cocina por 10 minutos. Agregue la harina de maíz y el agua combinadas, revolviendo durante 2 a 3 minutos. Espolvorear con sal y pimienta. Sirva sobre arroz.

pollo al limón

El jugo de limón fresco y la pimienta de cayena son acentos de sabor en este delicioso plato.

Servicio 6

450 g de pechuga de pollo sin piel y cortada en cubitos

2 cajas de 400g de tomates picados

1 jalapeño u otro pimiento picante, finamente picado

2 dientes de ajo machacados

1 cucharadita de caldo de pollo instantáneo en gránulos o un cubito de caldo de pollo

2 cucharaditas de albahaca seca

350 g de floretes de brócoli

50–75 ml/2–2½ fl oz de jugo de limón

sal y pimienta negra recién molida

350 g/12 oz de pasta o fideos cabello de ángel, cocidos y calientes

parmesano recién rallado para decorar

En la olla de cocción lenta, combine todos los ingredientes excepto el brócoli, el jugo de limón, la sal, la pimienta, los macarrones con queso. Cierra la tapa y cocina a máxima potencia durante 4-5 horas, añadiendo el brócoli en los últimos 20 minutos. Sazone con jugo de limón, sal y pimienta. Sirva sobre pasta espolvoreada con parmesano.

Pollo a la sidra y crema

El plato glamoroso de Carolyn Humphries requiere poco esfuerzo. Puedes usar jugo de manzana o sidra en su lugar.

para 4 personas

450 g/1 libra de vegetales mixtos congelados y cocidos al vapor, como maíz dulce, zanahorias y judías verdes

100 g de champiñones frescos o congelados en rodajas

450 g de carne de pollo cortada en cubitos

45 ml/3 cucharadas de fécula de maíz

sal y pimienta negra recién molida

2 cucharadas de hojuelas de cebolla

150ml/¼ pt de sidra semiseca

150 ml/¼ litro de caldo de pollo caliente

1 sobre de bouquet garni

90 ml/6 cucharadas de nata

arroz con mantequilla para servir

2 cucharadas de perejil fresco o congelado picado

Coloque todos los ingredientes excepto la crema y el perejil en la olla de cocción lenta y mezcle bien. Tape y cocine a temperatura alta durante 3 horas o a temperatura baja durante 6 horas. Retire el bouquet garni e incorpórelo a la nata. Pruebe y sazone si es necesario. Sirva sobre una cama de arroz con mantequilla adornado con perejil.

Pollo Con Espinacas Y Arroz

El arroz con espinacas es un delicioso acompañamiento para este plato al estilo francés.

Servicio 6

1 pollo entero, de unos 900 g, cortado en trozos

250 ml/8 onzas líquidas de caldo de pollo

175 g/6 oz de puré de tomate

8 tomates, sin semillas y picados en trozos grandes

1 cebolla, picada

1 pimiento rojo pequeño, picado

50 g de champiñones, en rodajas

1 diente de ajo, machacado

½ cucharadita de albahaca seca

½ cucharadita de estragón seco

½ cucharadita de tomillo seco

una pizca generosa de coco recién rallado

2 calabacines, rebanados

40 g de aceitunas negras deshuesadas

1-2 cucharadas de maicena

2-4 cucharadas de agua fría

sal y pimienta negra recién molida, al gusto

Arroz con espinacas (ver más abajo)

Combine todos los ingredientes excepto el calabacín, las aceitunas, la maicena, el agua, la sal, la pimienta y el arroz con espinacas en la olla de cocción lenta. Tapar y cocinar a fuego lento durante 6-8 horas, añadiendo los calabacines y las aceitunas durante los últimos 20 minutos. Enciende el fuego y cocina por 10 minutos. Agregue la harina de maíz y el agua, revolviendo durante 2-3 minutos. Espolvorear con sal y pimienta. Sirva sobre arroz con espinacas.

arroz con espinacas

Un arroz multiusos que combina especialmente bien con platos mediterráneos.

Servicio 6

½ cebolla picada
aceite, para lubricar
275 g de arroz de grano largo
600ml/1 litro de caldo de pollo
150 g de espinacas, en rodajas

Saltee la cebolla en una sartén mediana ligeramente engrasada hasta que se ablande, de 2 a 3 minutos. Combine el arroz y el caldo y déjelo hervir. Reducir el fuego y cocinar tapado durante unos 25 minutos hasta que el arroz esté tierno, añadiendo las espinacas durante los últimos 10 minutos.

Pollo a la naranja y verduras

Tanto el jugo como la ralladura de naranja se utilizan para darle a este guiso un refrescante sabor cítrico. Servir sobre arroz aromático.

Servicio 6

1,25 kg de filete de pechuga de pollo sin piel

375 ml/13 onzas líquidas de jugo de naranja

275 g de tomates, picados

250 g de patatas, sin pelar y cortadas en cubitos

2 cebollas, rebanadas

2 zanahorias grandes, en rodajas gruesas

2 dientes de ajo machacados

½ cucharadita de mejorana seca

½ cucharadita de tomillo seco

2 cucharaditas de piel de naranja rallada

1 trozo de canela en rama (2,5 cm/1 pulgada)

2 cucharadas de maicena

50ml/2 onzas líquidas de agua

sal y pimienta negra recién molida, al gusto

Combine todos los ingredientes excepto la maicena, el agua, la sal y la pimienta en una olla de cocción lenta de 5,5 cuartos/9½ pinta. Tapar y cocinar a fuego lento durante 6-8 horas. Enciende el fuego y cocina por 10 minutos. Agregue la harina de maíz y el agua combinadas, revolviendo durante 2 a 3 minutos. Espolvorear con sal y pimienta.

Pollo A La Naranja Y Jengibre Con Calabacín

Cualquier calabaza de invierno, como calabaza o calabacín, es adecuada para este fragante plato.

Servicio 6

700 g de pechuga de pollo sin piel y cortada en cubitos

250 ml/8 onzas líquidas de caldo de pollo

400 g/14 oz de tomates picados enlatados

120 ml/4 onzas líquidas de jugo de naranja

500 g de calabaza u otra calabaza de invierno, pelada y picada

2 patatas, peladas y picadas

2 cebollas pequeñas, picadas en trozos grandes

1 pimiento verde pequeño, picado en trozos grandes

2 dientes de ajo machacados

1 cucharada de piel de naranja rallada

½ cucharadita de jengibre molido

120 ml/4 onzas líquidas de crema agria

1 cucharada de maicena

sal y pimienta negra recién molida, al gusto
275 g de arroz basmati integral o fideos, cocidos y calientes

Combine la crema agria, la maicena, la sal, la pimienta y todos los ingredientes excepto los fideos o el arroz en una olla de cocción lenta de 5,5 cuartos/9½ pinta. Tapar y cocinar a fuego lento durante 6-8 horas. Agregue la crema agria y la maicena combinadas, revolviendo durante 2 a 3 minutos. Espolvorear con sal y pimienta. Sirva sobre fideos o arroz.

pollo albaricoque

La mostaza de Dijon y la mermelada de albaricoque dan sabor a la salsa de vino en esta cazuela.

Servicio 6

700 g de filete de pechuga de pollo sin piel y en cuartos

75ml/2½ fl oz de caldo de pollo

75 ml/2½ fl oz de vino blanco seco o caldo de pollo

90 g de mermelada de albaricoque

1 zanahoria, picada

1 tallo de apio, picado

4 cebolletas, cortadas en rodajas

2 cucharadas de mostaza Dijon

1 cucharadita de romero seco, picado

1 cucharadita de pimiento rojo

50 g/2 oz de petits pois congelados, descongelados

1-2 cucharadas de maicena

2-3 cucharadas de agua

sal y pimienta negra recién molida, al gusto

100 g de arroz, cocido, caliente

Combine todos los ingredientes excepto los guisantes, la maicena, el agua, la sal, la pimienta y el arroz en la olla de cocción lenta. Agrega los guisantes en los últimos 20 minutos, tapa y cocina a máxima potencia durante 4-5 horas. Agregue la harina de maíz y el agua combinadas, revolviendo durante 2 a 3 minutos. Espolvorear con sal y pimienta. Sirva sobre arroz.

Pollo Con Avellanas

Las ciruelas pasas y los orejones añaden dulzura y profundidad de sabor a este plato de pollo. Si desea que la salsa quede un poco más espesa, agregue 1-2 cucharadas de maicena y 2-3 cucharadas de agua cerca de la cocción.

para 4 personas

450 g de filete de pechuga de pollo sin piel, en cubos (4 cm)

300 ml/½ litro de caldo de pollo

2 cebollas pequeñas, finamente picadas

1 pimiento rojo pequeño, finamente picado

1 diente de ajo, machacado

½ cucharadita de jengibre molido

1 hoja de laurel

200 g de pasas mixtas

175 g de ciruelas pasas sin hueso, picadas en trozos grandes

175 g de orejones, picados en trozos grandes

2-4 cucharadas de ron ligero (opcional)

sal y pimienta negra recién molida, al gusto

175 g de arroz cocido y caliente

Combine todos los ingredientes excepto las avellanas, el ron, la sal, la pimienta y el arroz en la olla de cocción lenta. Tapar y cocinar a máxima potencia durante 4-5 horas, añadiendo frutos secos y ron durante la última hora y media. Desecha la hoja de laurel y sazona con sal y pimienta. Sirva sobre arroz.

Pollo al vino tinto con champiñones

Basado en el clásico plato francés coq au vin, este plato es muy fácil de preparar. Sirva con papas cremosas o arroz y judías verdes.

para 4 personas

un puñado de cebollas picadas congeladas o 1 cebolleta picada

10 ml/2 cucharaditas de mantequilla blanda

100 g de manteca de cerdo ahumada

4 pechugas de pollo sin piel

100 g/4 oz de champiñones tiernos o 1 x 300 g/11 oz de
champiñones, escurridos

300ml/½ litro de vino tinto

1 cucharada de puré de tomate

45 ml/3 cucharadas de fécula de maíz

2 cucharadas de brandy

250 ml/8 fl oz de caldo de pollo caliente

5 ml/1 cucharadita de azúcar granulada

2,5 ml/½ cucharadita de hierbas secas mixtas

sal y pimienta negra recién molida

perejil fresco picado para decorar

En la olla de cocción lenta, combine la cebolla con la mantequilla. Espolvoree con la manteca de cerdo y luego agregue el pollo y los champiñones. Mezclar el vino con el puré de tomate y la maicena hasta obtener una mezcla homogénea, luego agregar el brandy, el caldo, el azúcar y las hierbas aromáticas. Vierta sobre el pollo y espolvoree con sal y pimienta. Tape y cocine a fuego alto durante 3 horas o bajo durante 6 horas hasta que la salsa esté rica y el pollo tierno. Mezclar bien. Pruebe y sazone si es necesario. Adorne con un poco de perejil picado.

Pollo Verónica

Las uvas rojas y verdes sin semillas añaden sabor y color a este plato tradicional. Sirva sobre arroz aromático como jazmín o basmati.

para 4 personas

450 g de filete de pechuga de pollo cortado en cuartos a lo largo

300 ml/½ litro de caldo de pollo

50 ml de vino blanco seco (opcional)

50g de puerro en rodajas finas (solo la parte blanca)

4 cebolletas

2 dientes de ajo machacados

¾ cucharadita de estragón seco

50 g de uvas rojas sin semillas, partidas por la mitad

50 g de uvas verdes sin semillas, partidas por la mitad

2 cucharadas de maicena

50 ml de agua fría

sal y pimienta negra recién molida, al gusto

En la olla de cocción lenta, combine todos los ingredientes excepto las uvas, la maicena, el agua, la sal y la pimienta. Tapar y cocinar a máxima potencia durante 4-5 horas, añadiendo las uvas durante los últimos 10 minutos. Agregue la harina de maíz y el agua combinadas, revolviendo durante 2 a 3 minutos. Espolvorear con sal y pimienta.

Pollo con estragón y mostaza

El estragón anisado a menudo se cocina con pollo, y aquí se combina con mostaza de Dijon para darle un sabor dulce y picante.

para 4 personas

450 g de pechuga de pollo sin piel y cortada en cubitos

250 ml/8 onzas líquidas de caldo de pollo

2 cebollas picadas, en rodajas

1 zanahoria grande, en rodajas

100 g de coles de Bruselas pequeñas, partidas por la mitad

2 tallos pequeños de apio, picados

1-2 cucharadas de mostaza Dijon

2 cucharaditas de estragón seco

2 cucharaditas de azúcar moreno

1 cucharadita de jugo de limón

2 cucharadas de maicena

50ml/2 onzas líquidas de agua

sal y pimienta negra recién molida, al gusto

75 g de arroz cocido y caliente

Combine todos los ingredientes excepto la maicena, el agua, la sal, la pimienta y el arroz en la olla de cocción lenta. Tapar y cocinar a fuego lento durante 6-8 horas. Enciende el fuego y cocina por 10 minutos. Agregue la harina de maíz y el agua combinadas, revolviendo durante 2 a 3 minutos. Espolvorear con sal y pimienta. Sirva sobre arroz.

Pollo con miel y mostaza

La mostaza de Dijon y la miel tienen un toque picante, y se agrega una pizca de curry para darle un impulso a esta receta de pollo.

para 4 personas

450 g de pechuga de pollo sin piel y cortada en cubitos

375 ml de caldo de pollo

225 g/8 oz de floretes pequeños de coliflor

2 cebollas picadas

1 zanahoria grande, en rodajas

2 cucharadas de miel

1 cucharada de mostaza Dijon

1-2 cucharaditas de curry en polvo

1-2 cucharadas de maicena

2-4 cucharadas de agua

sal y pimienta negra recién molida, al gusto

75 g de arroz cocido y caliente

Combine todos los ingredientes excepto la maicena, el agua, la sal, la pimienta y el arroz en la olla de cocción lenta. Tapar y cocinar a máxima potencia durante 4-5 horas. Agregue la harina de maíz y el agua combinadas, revolviendo durante 2 a 3 minutos. Espolvorear con sal y pimienta. Sirva sobre arroz.

Curry chino de pollo, chili y maíz

Un curry ligero y rápido de Carolyn Humphries.

para 4 personas

un puñado de cebollas picadas congeladas o 1 cebolleta picada

1 cucharada de aceite de girasol

450 g de carne de pollo cortada en cubitos

45 ml/3 cucharadas de fécula de maíz

1 pimiento fresco grande, en rodajas

100 g/4 onzas de mazorcas de maíz frescas o congeladas

200ml/7 fl oz de caldo de pollo caliente

10ml/2 cucharaditas de ajo picado de un frasco o 2 dientes de ajo picado

1 cucharada de curry ligero en polvo

10 ml/2 cucharaditas de azúcar moreno claro

2 cucharadas de salsa de soja

sal

arroz para servir

En la olla de cocción lenta, combine la cebolla con el aceite. Cubra el pollo con harina de maíz y colóquelo en la olla de cocción lenta con el resto de la harina de maíz. Espolvorea con pimiento morrón y mazorcas de maíz. Mezclar el caldo con todos los demás ingredientes y verter sobre él. Tape y cocine a temperatura alta durante 3 horas o a temperatura baja durante 6 horas hasta que el pollo esté muy tierno y la salsa se haya espesado. Revuelva suavemente, pruebe y agregue sal si es necesario. Servir con una cuchara sobre arroz.

Pollo Agridulce Con Verduras

El pollo y las verduras se cuecen a fuego lento en sidra y se rocían con miel y vinagre para obtener un refrescante sabor agridulce.

Servicio 6

450 g de pechuga de pollo sin piel y cortada en cubitos

120ml/4 fl oz de jugo de manzana o jugo de manzana

130 g / 4½ onzas de tomates enlatados cortados en cubitos

350 g de calabaza o calabaza de invierno, pelada y picada

175 g de patatas harinosas, peladas y picadas

175 g de batatas, peladas y picadas

100 g de maíz dulce, descongelado si está congelado

150 g de chalota picada

½ pimiento rojo, picado

2 dientes de ajo machacados

1½ cucharadas de miel

1½ cucharadas de vinagre de manzana

1 hoja de laurel

¼ de cucharadita de coco recién rallado

1 manzana pequeña para hornear, pelada y cortada en rodajas

sal y pimienta negra recién molida, al gusto
100 g de arroz basmati cocido y caliente

Combine todos los ingredientes excepto las manzanas, la sal, la pimienta y el arroz en la olla de cocción lenta. Tapar y cocinar a fuego lento durante 5-6 horas, añadiendo la manzana en los últimos 20 minutos. Deseche la hoja de laurel. Espolvorear con sal y pimienta. Sirva sobre arroz.

Pollo con tomates y frijoles

El vino realza el sabor de los tomates en esta salsa de pollo. Perfecto servido sobre polenta o arroz.

Servicio 6

700 g de pechuga de pollo sin piel y cortada en cubitos

400 g/14 oz de tomates picados enlatados

400 g de judías cannellini, escurridas y enjuagadas

250 ml/8 onzas líquidas de caldo de pollo

120 ml/4 fl oz de vino blanco seco o caldo de pollo extra

50 ml de puré de tomate

175 g de champiñones en rodajas

2 cebollas, rebanadas

2 dientes de ajo machacados

2 cucharaditas de jugo de limón

1 hoja de laurel

½ cucharadita de tomillo seco

¼ cucharadita de tomillo seco

sal y pimienta negra recién molida, al gusto

Combine todos los ingredientes excepto la sal y la pimienta en la olla de cocción lenta. Tapar y cocinar a fuego lento durante 6-8 horas. Deseche la hoja de laurel. Espolvorear con sal y pimienta.

pollo al cuscús

Esta receta de Carolyn Humphries es dulce y ardiente.

para 4 personas

8 muslos de pollo pequeños o 4 grandes sin piel

4 rebanadas de panceta de cerdo, cortadas por la mitad

un puñado de cebollas picadas congeladas o 1 cebolleta picada

2 puñados grandes de pimientos morrones mixtos congelados, en rodajas, o 1 pimiento rojo y 1 pimiento verde fresco, en rodajas

2,5 ml/½ cucharadita de pimiento rojo triturado o hojuelas de pimiento rojo seco de un frasco

1 cucharada de azúcar moreno claro

2,5 ml/½ cucharadita de canela molida

una buena pizca de clavo molido

2,5 ml/½ cucharadita de tomillo seco

10 ml/2 cucharaditas de vinagre de vino tinto

300 ml/½ litro de caldo de pollo caliente

Sal y pimienta negra recién molida

225 g/8 oz de cuscús

ensalada verde para servir

Coloque el pollo, el cerdo, la cebolla, los pimientos y el pimiento rojo en la olla de cocción lenta. Mezclar todos los demás ingredientes excepto el cuscús y verter por encima, sazonando con sal y mucha pimienta al gusto. Tape y cocine a temperatura Alta durante 4 horas o Baja durante 8 horas hasta que todo esté tierno. Incorpora suavemente el cuscús, tapa nuevamente y déjalo a temperatura baja durante 5 minutos hasta que el cuscús absorba el agua. Pelar ligeramente el cuscús con un tenedor y servir en tazones. Acompáñalo con ensalada verde.

Pollo con Verduras y Lentejas

Esta cazuela saludable combina pollo y lentejas con una mezcla de verduras. Sirva en tazones poco profundos.

Servicio 6

1 pollo (aproximadamente 1,5 kg/3 lb), cortado en trozos

400 g/14 oz de tomates picados enlatados

375 ml de caldo de pollo

175 g de lentejas marrones o de Puy

1 tallo de apio, rebanado

1 zanahoria, en rodajas

75 g de flores de brócoli

1 cebolla, picada

2 dientes de ajo machacados

½ cucharadita de mejorana seca

3 rebanadas de tocino, cocidas hasta que estén crujientes y desmenuzables

sal y pimienta negra recién molida, al gusto

Combine todos los ingredientes excepto el tocino, la sal y la pimienta en una olla de cocción lenta de 5,5 cuartos. Tapar y cocinar a fuego lento durante 6-8 horas. Agrega el tocino. Espolvorear con sal y pimienta.

Pollo con cuscús de la huerta

Para hacer esta cazuela, utilice verduras de temporada, de cosecha propia o compradas en el mercado, y muchas verduras.

Servicio 6

1,25 kg de filete de pechuga de pollo sin piel, cortado por la mitad o en cuartos o

375 ml de caldo de pollo

4 tomates medianos, picados en trozos grandes

225 g de zanahorias baby, partidas por la mitad

225 g/8 oz de shiitake o champiñones en rodajas

2 cebollas, en rodajas gruesas

1 nabo, picado

1 jalapeño pequeño u otro pimiento picante, finamente picado

2 calabacines, rebanados

15 g de cilantro fresco picado

sal y pimienta negra recién molida, al gusto

75 g de cuscús cocido y caliente

Combine todos los ingredientes excepto el calabacín, el cilantro, la sal, la pimienta y el cuscús en una olla de cocción lenta de 5,5 cuartos. Tapar y cocinar a fuego lento durante 6-8 horas, añadiendo los calabacines durante los últimos 30 minutos. Agrega el cilantro y sazona con sal y pimienta. Sirva sobre cuscús.

Estofado de pollo

El clavo y las hojas de laurel aportan un toque cálido y ligeramente exótico a este plato. Si lo deseas, puedes utilizar las tradicionales hierbas romero y tomillo.

Servicio 6

700 g de filete de pechuga de pollo sin piel, mitad o cuarto

400ml caldo de pollo

2 cebollas, cortadas en rodajas

1 zanahoria grande, en rodajas

1 tallo de apio grande, en rodajas

2 dientes de ajo machacados

16 dientes enteros, atados en una bolsa de muselina

2 hojas de laurel

2 cucharadas de maicena

50ml/2 onzas líquidas de agua

1-2 cucharaditas de jugo de limón

sal y pimienta negra recién molida, al gusto

350 g de fideos cocidos y calientes

En la olla de cocción lenta, combine todos los ingredientes excepto la maicena, el agua, el jugo de limón, la sal, la pimienta y la pasta. Tapar y cocinar a fuego lento durante 6-8 horas. Enciende el fuego y cocina por 10 minutos. Agregue la harina de maíz y el agua combinadas, revolviendo durante 2 a 3 minutos. Retire los clavos y las hojas de laurel. Espolvorear con sal y pimienta. Sirva sobre los fideos.

gumbo de pollo

El ajo, el pimiento morrón y la okra hacen un gumbo delicioso y fácil de preparar.

para 4 personas

450 g de pechuga de pollo en cubos (2 cm)
400 g/14 oz de tomates enlatados
450 ml/¾ litro de caldo de pollo
2 cebollas picadas
½ pimiento rojo o verde, picado
2 dientes de ajo machacados
½ cucharadita de tomillo seco
¼ de cucharadita de hojuelas de pimiento rojo molido
225 g de okra, pelada y cortada por la mitad
sal y pimienta negra recién molida, al gusto
75 g de arroz cocido y caliente

Combine todos los ingredientes excepto la okra, la sal, la pimienta y el arroz en la olla de cocción lenta. Tape y cocine a fuego lento durante 6 a 8 horas, agregando la okra durante los últimos 30 minutos. Espolvorear con sal y pimienta. Sirva sobre arroz.

pollo el paso

Sirva este plato de pollo con tomates, maíz dulce y judías verdes sobre arroz, espolvoreado con totopos y queso.

para 4 personas

450 g de pechuga de pollo sin piel y cortada en cubitos

2 latas de tomates 400g/14oz

400 g/14 oz de frijoles enlatados, escurridos y enjuagados

275 g/10 oz de judías verdes, cortadas en trozos pequeños

225 g de maíz dulce

½ paquete de condimento para tacos

sal y pimienta negra recién molida, al gusto

Combine todos los ingredientes excepto la sal y la pimienta en la olla de cocción lenta. Tapar y cocinar a fuego lento durante 6-8 horas. Espolvorear con sal y pimienta.

Quimbombó de pollo y guisantes de carita

Los guisantes de carita, la okra, el maíz dulce y las alubias se combinan bien en este nutritivo gumbo. Servir con una cucharada de pan.

Servicio 6

450 g de pechuga de pollo sin piel y cortada en cubitos

450 ml/¾ litro de caldo de pollo

400 g/14 oz de tomates picados enlatados

400 g de guisantes de carita, escurridos y enjuagados

150 g de frijoles enlatados escurridos y enjuagados

150 g de maíz dulce, descongelado si está congelado

1 rodilla mediana (opcional)

2 cebollas picadas

½ tallo de apio, picado

½ pimiento rojo o verde pequeño, picado

1 hoja de laurel

¼ cucharadita de tomillo seco

100 g/4 oz de okra, cortada y cortada en rodajas

sal y pimienta negra recién molida, al gusto

Combine todos los ingredientes excepto la okra, la sal y la pimienta en la olla de cocción lenta. Tape y cocine a fuego lento durante 6 a 8 horas, agregando la okra durante los últimos 30 minutos.

Deseche el corvejón y la hoja de laurel. Espolvorear con sal y pimienta.

pollo brunswick

Sirva esta comida casera con puré de papas y verduras tiernas ligeramente cocidas al vapor.

para 4 personas

450 g de filete de pechuga de pollo sin piel, en cubos (2,5 cm)

250 ml/8 onzas líquidas de caldo de pollo

400 g/14 oz de pasta de frijoles enlatada, escurrida y enjuagada

400 g/14 oz de tomates enlatados cortados en cubitos, escurridos

100 g de maíz dulce

1 cebolla, picada

½ pimiento verde, picado

¼ de cucharadita de hojuelas de pimiento rojo molido

100 g/4 oz de okra, cortada y cortada en rodajas

1-2 cucharadas de maicena

50ml/2 onzas líquidas de agua

sal y pimienta negra recién molida, al gusto

En la olla de cocción lenta, combine todos los ingredientes excepto la okra, la maicena, el agua, la sal y la pimienta. Tape y cocine a máxima potencia durante 4 a 5 horas, agregando la okra durante los últimos 30 minutos. Agregue la harina de maíz y el agua combinadas, revolviendo durante 2 a 3 minutos. Espolvorear con sal y pimienta.

pollo con salsa verde

Este delicioso guiso se sirve en tazones poco profundos sobre frijoles refritos y arroz.

Servicio 6

250 ml/8 onzas líquidas de caldo de pollo

450 g/1 lb de postre instantáneo o salsa verde picante

1 lechuga pequeña, hojas cortadas en rodajas

700 g de filete de pechuga de pollo sin piel, mitad o cuarto

1 cebolla pequeña, picada

1 diente de ajo, picado

50 ml/2 onzas líquidas de crema agria

1 cucharada de maicena

15 g de cilantro fresco picado

sal y pimienta negra recién molida, al gusto

400 g/14 oz de judías verdes

75 g de arroz cocido y caliente

Procese el caldo, la salsa y la lechuga en un procesador de alimentos o licuadora hasta que quede casi suave. Agrega el pollo, la cebolla y el ajo a la olla de cocción lenta. Tapar y cocinar a máxima potencia durante 3-4 horas. Agregue la crema agria y la maicena combinadas, revolviendo durante 2 a 3 minutos. Agrega el cilantro. Espolvorear con sal y pimienta. Sirva sobre frijoles refritos y arroz.

Pollo agridulce caribeño

Los sabores agridulces se combinan con pollo, piña y frijoles para este plato de inspiración caribeña. Sirva con arroz jazmín o cuscús.

Servicio 6

700 g de pechuga de pollo sin piel, cortada en cuartos a lo largo

450 ml/¾ litro de caldo de pollo

400 g de frijoles negros enlatados, escurridos y enjuagados

2 cebollas, rebanadas

1 pimiento verde, rebanado

1 pimiento rojo, rebanado

2 dientes de ajo machacados

2 cm/¾ de raíz de jengibre fresca picada y finamente rallada

2 cucharaditas de jalapeño u otro pimiento medio picante finamente picado

2 cucharadas de azúcar moreno claro

2 cucharadas de vinagre de manzana

2-3 cucharaditas de curry en polvo

550 g/1¼ lb de trozos de piña en lata sin azúcar, escurridos

2 cucharadas de maicena

50ml/2 onzas líquidas de agua

sal y pimienta negra recién molida, al gusto

En la olla de cocción lenta, combine todos los ingredientes excepto la piña, la maicena, el agua, la sal y la pimienta. Tape y cocine a fuego lento durante 6-8 horas, agregando la piña durante los últimos 20 minutos. Enciende el fuego y cocina por 10 minutos. Agregue la harina de maíz y el agua combinadas, revolviendo durante 2 a 3 minutos. Espolvorear con sal y pimienta.

Pollo al curry con plátano y anacardos

Cubra este pollo al curry afrutado con plátanos en rodajas o plátanos y anacardos.

Servicio 6

700 g de pechuga de pollo sin piel y cortada en cubitos

375 ml de caldo de pollo

75 g/3 oz de manzanas secas

75 g de orejones

75 gramos de pasas

2 cebolletas, cortadas en rodajas

2-3 cucharaditas de curry en polvo

¼ de cucharadita de hojuelas de pimiento rojo molido

2-3 cucharaditas de jugo de limón

sal y pimienta negra recién molida, al gusto

100 g de arroz, cocido, caliente

1 plátano maduro o plátano en rodajas

25 g/1 oz de anacardos, picados

Combine todos los ingredientes en la olla de cocción lenta excepto el jugo de limón, la sal, la pimienta, el arroz, los plátanos o plátanos y los anacardos. Tapar y cocinar a máxima potencia durante 3-4 horas. Sazone con jugo de limón, sal y pimienta. Sirva sobre arroz y decore con rodajas de plátano o plátanos y anacardos.

Chorizos criollos con maíz dulce

Utiliza cualquier tipo de salchicha que te guste en esta cazuela; Las salchichas de verduras también son deliciosas. Sirva sobre tortillas de arroz o maíz para absorber los jugos.

para 4 personas

350–450 g/12 oz–1 lb de salchicha de pavo picante, en rodajas (2,5 cm/1 in)

2 cajas de 400g de tomates picados

2 cebollas picadas

100 g de maíz dulce, descongelado si está congelado

½ pimiento verde, picado

2 dientes de ajo machacados

½ cucharadita de tomillo seco

sal y pimienta negra recién molida, al gusto

Salsa tabasco, para servir

Combine todos los ingredientes excepto la sal y la pimienta en la olla de cocción lenta. Tapar y cocinar a máxima potencia durante 4-5 horas. Espolvorear con sal y pimienta. Servir con salsa Tabasco.

Frijoles negros y okra okra

El filete de gumbo es una mezcla de especias tradicional que puedes encontrar en tiendas especializadas. Puedes reemplazarlo con chile en polvo. La okra se sirve sólo sobre tortillas de maíz calientes.

para 8 personas

450 g de salchicha de pavo ahumada, en rodajas

400 g/14 oz de tomates enlatados

2 latas de 400 g/14 oz de frijoles negros, escurridos y enjuagados

250 ml/8 onzas líquidas de caldo de pollo

225 g/8 oz de champiñones pequeños

2 cebollas picadas

1 pimiento rojo, picado

1 pimiento verde, picado

1 zanahoria grande, en rodajas

1 cucharada de chile

1 cucharadita de filete de okra

2 tazas de okra, sin cáscara

sal y pimienta negra recién molida, al gusto

Combine todos los ingredientes excepto la okra, la sal y la pimienta en una olla de cocción lenta de 5,5 cuartos/9½ pinta. Tape y cocine a fuego lento durante 6 a 8 horas, agregando la okra durante los últimos 30 minutos. Espolvorear con sal y pimienta.

Zapatero fácil de pollo y apio

Haga este zapatero fácil con donas compradas. Este plato también se puede servir sobre fideos o puré de patatas.

Servicio 6

700 g de pechuga de pollo sin piel y cortada en cubitos

375 ml de caldo de pollo

2 cebollas picadas

3 zanahorias, en rodajas gruesas

1 tallo de apio, rebanado

¾ cucharadita de salvia seca

2 cucharadas de maicena

50ml/2 onzas líquidas de agua

sal y pimienta negra recién molida, al gusto

50 g de guisantes congelados, descongelados

3 muffins simples, cortados por la mitad

Combine todos los ingredientes excepto la maicena, el agua, la sal, la pimienta, los guisantes y los bollos en la olla de cocción lenta. Tapar y cocinar a fuego lento durante 6-8 horas. Enciende el fuego y cocina por 10 minutos. Agregue la harina de maíz y el agua combinadas, revolviendo durante 2 a 3 minutos. Espolvorear con sal y pimienta. Agregue los guisantes y coloque las mitades de muffins, con el lado cortado hacia abajo, en el molde. Tape y cocine por 10 minutos.

Pollo indonesio al coco

Este plato picante está enriquecido con los sabores únicos de la leche de coco y el jengibre.

Servicio 6

700 g de pechuga de pollo sin piel y cortada en cubitos

250ml/8oz de leche de coco

250 ml/8 onzas líquidas de caldo de pollo

400 g/14 oz de frijoles rojos, escurridos y enjuagados

1 cebolla, en rodajas finas

½ pimiento verde grande, en rodajas finas

2 cebolletas, cortadas en rodajas

1 diente de ajo, machacado

2 cm/¾ de raíz de jengibre fresca picada y finamente rallada

1 cucharada de maicena

2 cucharadas de jugo de limón

sal y pimiento picante, al gusto

100 g de arroz, cocido, caliente

cilantro fresco finamente picado para decorar

Combine todos los ingredientes excepto la maicena, el jugo de limón, la sal, la pimienta de cayena y el arroz en la olla de cocción lenta. Tapar y cocinar a fuego lento durante 6-8 horas. Enciende el fuego y cocina por 10 minutos. Agrega la harina de maíz y el jugo de limón, revolviendo durante 2-3 minutos. Sazone con sal y pimiento picante. Sirva sobre arroz espolvoreado generosamente con cilantro.